U0723063

《神农本草经》临证解读

主　编　宋捷民

副主编　万晓青　宋述程

编　委　梁泽华　郑希均

　　　　罗　靖　周旺洋

人民卫生出版社

·北京·

版权所有，侵权必究！

图书在版编目（CIP）数据

《神农本草经》临证解读 / 宋捷民主编 . -- 北京：
人民卫生出版社，2025. 1. -- ISBN 978-7-117-37513-9

Ⅰ . R281.2

中国国家版本馆 CIP 数据核字第 2025971JX9 号

人卫智网	www.ipmph.com	医学教育、学术、考试、健康， 购书智慧智能综合服务平台
人卫官网	www.pmph.com	人卫官方资讯发布平台

《神农本草经》临证解读

《Shennong Bencaojing》Linzheng Jiedu

主　　编：宋捷民
出版发行：人民卫生出版社（中继线 010-59780011）
地　　址：北京市朝阳区潘家园南里 19 号
邮　　编：100021
E - mail：pmph @ pmph.com
购书热线：010-59787592　010-59787584　010-65264830
印　　刷：北京汇林印务有限公司
经　　销：新华书店
开　　本：710 × 1000　1/16　印张：15
字　　数：188 千字
版　　次：2025 年 1 月第 1 版
印　　次：2025 年 3 月第 1 次印刷
标准书号：ISBN 978-7-117-37513-9
定　　价：59.00 元

打击盗版举报电话：010-59787491　E-mail：WQ @ pmph.com
质量问题联系电话：010-59787234　E-mail：zhiliang @ pmph.com
数字融合服务电话：4001118166　E-mail：zengzhi @ pmph.com

序

医不识药，难成大医，作为医者，寸步难离药，犹如将帅之用兵。中医中药，本为一家，自古难分难舍。

清代陈士铎曰："人不学医，则不可救人，医不读《本草》，则不可以用药。"《神农本草经》作为现存最早的药学专著，是对汉以前中药应用的总结。历史上后世所作的《本草经集注》《新修本草》《证类本草》《本草纲目》等具有代表性的中药学专著，都是构架于《神农本草经》的基础之上。《神农本草经》一直以来都作为历代中医人必学的四大经典之一，它对中医药学的发展具有极其深远的影响。

《神农本草经》记载了365种药物的疗效，多数真实可靠，历久弥新，如人参补益、黄连止痢、麻黄定喘、常山截疟、大黄泻下等，这些药如今仍是临床常用药。《神农本草经》提出的君臣佐使组方原则，总结的中药之间"七情和合"理论，作为中药方剂配伍的核心理念延续至今。

现在绝大部分高等中医药院校中医"四大经典"的授课，均无《神农本草经》内容。高等中医院校从本科到硕士，甚至博士，都没有开设讲授《神农本草经》的课程。似乎《神农本草经》已经被移出四大经典之列，为此，作为浙江中医药大学从事中药学医教研工作40余年的宋捷民教授倍感痛心，深感惋惜。

宋捷民教授，博士生导师，出身于医学世家。早年曾经在浙江中医学院（现浙江中医药大学）门诊部中药房当药工，跟随1940年毕业于上海新中国医学院的潘维成老师，系统学习了中药的采集、鉴定、炮制、配方、贮存等技术。1977年，"文革"后的首届高考，即顺利考入浙江中医学院（现浙江中医药大学）中医系，毕业后即留校任教，并追随学校的邵宝仁老教授和蒋士英教授学习治疗各种疑难杂症,是一位懂医识药的优秀人才。他对《神农本草经》情有独钟。在全国中医药名家高学敏、张廷模、林乾良等教授的指点下,以《神农本草经》为重点,研究了《神农本草经》药物效用解难及临床应用,补充了中药补泻润燥走守理论,五脏苦欲补泻理论,药类法象理论,及大量的《神农本草经》内中药原有效用。在研究过程中,他发现大约30%的中药传统功效和主治没有被后学者知晓,更没有被应用。出于对中医药传承发展的责任心,他大声疾呼,要重视对传统《神农本草经》系统完整的继承。为此他身体力行,在全国临床优秀人才第二、三、四批学员培训班"《神农本草经》临证解读"授课教材的基础上,编写了本书。他立足于提升《神农本草经》的临床价值,摘取古存今失的药物效用,增加目前教科书中未见之效用,使得这本书特别有价值,是对《神农本草经》历史价值和当今作用的挖掘和展示。

　　失去了,永远不会再来,失去了,或许才会感觉到其无法弥补的价值。只有留住,才能传承,才能创新,才能发展,这就是《〈神农本草经〉临证解读》一书的价值和意义。"医药俱争捷,抢才方有为",在本书付梓之际,乐为之序。

全国老中医药专家学术经验继承工作指导老师,浙江省
国医名师,浙江省名中医研究院院长

肖鲁伟

癸卯年小满 于杭州

前　言

　　《神农本草经》是产生于上古岐黄时代的古书。缪希雍《本草单方》序中曰："以谓古三坟之书，未经秦火者，独此耳。"正是因为该书的重要地位，在古代中医教育传承中，《神农本草经》一直被尊为中医四大经典之一。自 20 世纪 70 年代以降，部分中医教材把《黄帝内经》《伤寒论》《金匮要略》《温病条辨》当作四大经典，取消了《神农本草经》的经典地位。这形成了新中医四大经典均为医书，没有药书的局面，致使中医学生在经典传承上出现了空缺和断层。

　　在一版至五版中医系列教材中，《神农本草经》作为四大经典被收录，故同系列教材的《中药学》没有记载《神农本草经》中部分中药的原有功效和主治，如人参明目，甘草坚筋骨，地黄通脉，木香强志，磁石止痹痛，百合利小便，附子破癥坚，当归治咳，石膏产乳，知母利水，白薇截疟，乌梅养筋，半夏止汗等。以桔梗为例，《神农本草经》所载桔梗功效为活血、止泻、安神。《中药学》教材则为宣肺，祛痰，利咽，排脓。以致桔梗在血府逐瘀汤、参苓白术丸、天王补心丹中的作用均不合《神农本草经》原意，造成了知识的散佚。而六版至十版的《中药学》教材对此局面也无任何显著改变。

　　现大部分高等中医药院校中医"四大经典"课程都无"神农本草经"。从本科到硕士，甚至博士，都没有讲授《神农本草经》的课程，以致历代中医常用的中药功效和主治，没有被我们的医生掌握，这对中医药学科来说是一大损失。我们在全国中医临床优秀人才研修班上，对第二、三、四批学员进行了"《神农本草经》临证解读"内容的授课，对因没有神农本草经课程而遗漏的中药功效和主治等相关知识进行了系统补充，完善了学科的知识结构。该课程获得了学生热烈的欢迎。本书内容即脱胎于课堂讲稿，口语化风格酌情予以保留。

　　本书分为两部分:第一部分主要为《神农本草经》概论,以简洁的文字阐述了《神农本草经》概况,重点进行序录的解读;第二部分是本书的重点和难点,介绍了68味《神农本草经》所载药物功效及临床应用,重点解读《中药学》教材并未编写在内,因没有神农本草经课程传授而遗落的中药功效和主治相关内容。着重从临床方面进行系统论述,对其难点或者易于混淆之处重点注释,便于准确理解经义,提高临床应诊能力。

　　《〈神农本草经〉临证解读》既传承中医药精华,又弥补了高等中医药院校中医教学的缺失。对于已进入医院的中医中、高级医师来讲,学习《〈神农本草经〉临证解读》这本书是非常有必要的。

　　　　　　　　　　　　　《〈神农本草经〉临证解读》编委会
　　　　　　　　　　　　　2022 年 2 月

凡 例

1. 本书药名,主要以临床实用性为参考,一律以《神农本草经》(简称《本经》)中的药物名为准,与《中华人民共和国药典》(2020年版)的药名有不同的,在注释内说明。所选的药物均属全国高等中医药教育教材《中药学》内的药物,以常用药物为主,以选取有古存今失效用的药物为主。现今不用的、少用的、药物来源不明的药物不选。

2. 引用的【原文】内容,以《神农本草经》孙星衍、孙冯翼同辑本为主要版本,并参考了黄奭辑本、马继兴主编的《神农本草经辑注》及尚志钧的《神农本草经辑校》。本书为临证应用,故原文只取《本经》各药的性味、功效主治及不同的中药名等内容,余概不取。序录部分下附对原文的【重点解读】。

3.《神农本草经》病名甚广,且不少性味功用术语及药名,由于时代长远,久久不用,难以理解。而且有不少病名功用术语有多重内容和解释,再加上性味病名功用术语的含义历有变迁,因而特此进行注释,穷源竟委,融汇古今,便于准确理解经义,更利于临床应用。为了便于理解说明,同一术语会在不同药物【注释】中出现。

4.【原文串讲】是用白话文解释一下原文,原文的病名、功用术语具有多种内容和解释者,尽量确定在原文中特指的意义。

5.【临床解读】主要比较《神农本草经》中药物记载的性味效用。分别解读古今皆用的效用与古存今失的效用,药物今之效用以《中华人民共和国药典》(2020年版)一部药物性味效用为准。

6.【临床应用】多取古存今失的效用,以其在临床上的应用为主,添加目前《中药学》教材中未见之效用。涉及的参考文献,页码以文献标题所在页为准。

7.【药理研究】以简洁为主。取主要的药理作用,不详细论述。

8.【临床医案】多选用以该药物古存今失效用为主的临床医案。但因《神农本草经》不属于"四大经典"后,不少《神农本草经》功用临床已不用,难以获取其使用医案,故有些药物此项从缺。

目 录

一、《神农本草经》概论　/ 1

《神农本草经》序录 ·· 2

二、《神农本草经》各论　/ 9

上药（上品）··· 10

　（一）矾石 ·· 10

　（二）滑石 ·· 13

　（三）菖蒲 ·· 16

　（四）鞠华 ·· 19

　（五）人参 ·· 22

　（六）天门冬 ·· 25

　（七）甘草 ·· 28

　（八）干地黄 ·· 33

　（九）菟丝子 ·· 37

　（十）充蔚子 ·· 40

　（十一）女萎 ·· 43

　（十二）茈胡 ·· 46

　（十三）独活 ·· 50

　（十四）木香 ·· 54

　（十五）泽泻 ·· 56

　（十六）龙胆 ·· 60

　（十七）细辛 ·· 63

（十八）赤箭 ……………………………………………… 66

（十九）丹参 ……………………………………………… 70

（二十）酸枣 ……………………………………………… 73

中药（中品）……………………………………………… **77**

（二十一）石膏 …………………………………………… 77

（二十二）磁石 …………………………………………… 80

（二十三）苦参 …………………………………………… 84

（二十四）当归 …………………………………………… 87

（二十五）通草 …………………………………………… 91

（二十六）芍药 …………………………………………… 94

（二十七）瞿麦 …………………………………………… 97

（二十八）元参 …………………………………………… 101

（二十九）百合 …………………………………………… 103

（三十）知母 ……………………………………………… 105

（三十一）黄芩 …………………………………………… 108

（三十二）茅根 …………………………………………… 111

（三十三）紫菀 …………………………………………… 114

（三十四）紫草 …………………………………………… 117

（三十五）白藓 …………………………………………… 120

（三十六）藁本 …………………………………………… 122

（三十七）草薢 …………………………………………… 126

（三十八）白薇 …………………………………………… 129

（三十九）地榆 …………………………………………… 132

（四十）桑根白皮 ………………………………………… 135

（四十一）厚朴 …………………………………………… 137

（四十二）秦皮 ———————————————— 140

（四十三）猪苓 ———————————————— 143

（四十四）山茱萸 ——————————————— 146

（四十五）梅实 ———————————————— 149

下药（下品）———————————————— **153**

（四十六）铅丹 ———————————————— 153

（四十七）代赭 ———————————————— 156

（四十八）附子 ———————————————— 158

（四十九）乌头 ———————————————— 161

（五十）半夏 ————————————————— 163

（五十一）虎掌 ———————————————— 167

（五十二）大黄 ———————————————— 170

（五十三）亭历 ———————————————— 174

（五十四）桔梗 ———————————————— 177

（五十五）草蒿 ———————————————— 180

（五十六）旋覆花 ——————————————— 183

（五十七）藜芦 ———————————————— 186

（五十八）射干 ———————————————— 189

（五十九）白薇 ———————————————— 191

（六十）白头翁 ———————————————— 194

（六十一）夏枯草 ——————————————— 196

（六十二）蜀椒 ———————————————— 199

（六十三）皂荚 ———————————————— 202

（六十四）楝实 ———————————————— 204

（六十五）蚯蚓 ———————————————— 207

（六十六）蜈蚣 ·· 210

（六十七）水蛭 ·· 211

（六十八）杏核仁 ·· 214

附《神农本草经》中药物古今效用对照　/ 218

中药索引　/ 224

目
录

一、《神农本草经》
概　论

《神农本草经》是现存最早的药学专著，是汉前几千年中药应用的总结。一直以来为历代中医必学的四大经典之一。它对中药学的发展产生了极为深远的影响。

《神农本草经》序录

序录是中医药的纲领性目录,非常重要。

【原文】

上药一百二十种为君,主养命以应天,无毒,多服、久服不伤人,欲轻身益气,不老延年者,本上经。

【重点解读】

中医学提倡"天人合一",大自然赋予人类的理想寿命应该是100~175岁。上品药的主要作用是主养命以应天,使人轻身益气,不老延年。

【原文】

中药一百二十种为臣,主养性以应人,无毒有毒,斟酌其宜,欲遏病补虚羸者,本中经。

【重点解读】

性是指人类本身所具有的能力、作用等,包括人的体力和脑力。其下降可导致致病因素(邪气)入侵,形成疾病。中品药的主要作用是:主养性以应人,达到遏病补虚羸的目的。中品之药能对于正气不能正常地各归其位,或阴不能达阳,或阳不能达阴产生的疾病进行疏通。

【原文】

下药一百二十五种为佐使,主治病以应地,多毒,不可久服,欲除寒热邪气,破积聚,愈疾者,本下经。

三品合三百六十五种,法三百六十五度。一度应一日,以成一岁。

【重点解读】

下品药的主要作用是主治病以应地,能除寒热邪气,破积聚,愈疾病。下品药是治病救人用的,人体邪堵了就攻破,机能沉衰了就刺激,逆势而为,用下品药进行逆向救治,逆之曰泄,故下品药皆为泄药,对于该亢奋的沉衰了,该通顺的积滞了的疾病,下品药为之。

三百六十五种药天人合一,以应一年之数。

【原文】

药有君臣佐使,以相宣摄合和,宜用一君、二臣、三佐、五使,又可一君、三臣、九佐使也。

【重点解读】

说明中药君臣佐使的配伍原则,《素问·至真要大论》:"主病之谓君,佐君之谓臣,应臣之谓使。""君一臣二,制之小也。君一臣三佐五,制之中也。君一臣三佐九,制之大也。"

【原文】

药有阴阳配合,子母兄弟,根茎花实,草石骨肉。

【重点解读】

重点说明药物阴阳配合,如乌头与附子——子母相配——乌头赤石脂丸(《金匮要略》),治心痛彻背,背痛彻心。特点:乌头与附子并用。附子长于补火助阳,乌头功善温经散寒止痛。两药伍用,共达温阳祛寒,逐阴止痛之功。

白芍与赤芍——兄弟相配——黑神丸(《太平惠民和剂局方》),治一切风疾,及瘫痪风。特点:二药配用,一敛一散,一补一泻,一起发挥清热凉血,养血活血,柔肝止痛的作用。

麻黄与麻黄根——根茎相配——二麻四仁汤(名中医陈苏生老先生方),治支气管哮喘。特点:二麻同用,一开一合,既可增强肺气以利其功能,又可达邪而不伤其肺络。

丁香与母丁香——花实相配——母丁香膏(《鸡峰普济方》),

治呕吐不止。特点:丁香、母丁香均辛温气香,主入脾胃经,温中散寒,但丁香以降逆止呕为专长,母丁香偏理气止痛。二药合用,共奏止呕止痛之效。

石膏与知母——草石相配——白虎汤(《伤寒论》),治阳明气分热盛而见壮热、烦渴、面赤、脉洪大等症。特点:石膏与知母二药伍用,清解气分热盛,且不伤阴。

犀角与紫河车——骨肉相配——犀角紫河车丸(《卫生宝鉴》),治肺痨。特点:犀角(现已禁用,以水牛角代)与紫河车二药伍用,既补精助阳,养血益气,又清热解毒,凉血止血,一清一补,扶正祛邪。

【原文】

有单行者,有相须者,有相使者,有相畏者,有相恶者,有相反者,有相杀者。凡此七情,合和视之,当用相须相使者良。勿用相恶相反者。若有毒宜制,可用相畏相杀者,不尔,勿合用也。

【重点解读】

论述了各种药物之间的配伍关系,进行了作用的归纳。

合和视之,合,指的是聚合各种药物。和,指的是调和各种药物的四气、五味、归经、升降浮沉之间的药性,使它能够适应疾病的需求。"单行"一是指单味药应用,二是指没有增减治疗效应、毒害效应的特殊关系的两味药合用,各药单独发挥各处的功效,两味药同样是为同一患者的病情所需,然而此二药之间却不具有增减治疗效应或毒害效应的特殊关系。如黄连泻心汤,《伤寒贯珠集》指出:"此方寒热补泻并投互治,诚不得已之苦心,然使无法以制之,鲜不混而无功矣。方以麻沸汤渍寒药,别煮附子取汁,合和与服,则寒热异其气,生熟异其性,药虽同行,而功则各奏,乃先圣之妙用也。"

相须、相使:相须指在某方面具有特殊协同作用,常相互需求以增进(或产生)某种治疗效应的两味药之间的配伍关系。相使指合用可增进某方面治疗效应,但不具有特殊协同作用的两味药之间的配伍关系。

相畏、相杀:相畏就是一种药物的毒副作用能被另一种药物所抑制。相杀就是一种药物能够消除另一种药物的毒副作用,如羊血杀钩吻毒。相畏和相杀没有质的区别,是从自身的毒副作用受到对方的抑制和自身能消除对方毒副作用的不同角度提出来的配伍方法,也就是同一配伍关系的两种不同提法。

相恶、相反:相恶就是一种药物能破坏另一种药物的功效,如人参恶莱菔子。相反就是两种药物同用能产生剧烈的毒副作用,如甘草反甘遂、贝母反乌头等"十八反""十九畏"中若干药物的用药禁忌。

上述七情配伍除单行外,相须、相使可以起到协同作用,能提高药效,是临床常用的配伍方法;相畏、相杀可以减轻或消除毒副作用,以保证安全用药,是使用毒副作用较强药物的配伍方法,也可用于有毒中药的炮制及中毒解救;相恶、相反则是配伍用药的禁忌。

【原文】

药有酸、咸、甘、苦、辛五味,又有寒、热、温、凉四气及有毒无毒。

【重点解读】

药性理论基本内容包括:四气五味、有毒无毒。

【原文】

阴干暴干,采造时月生熟,土地所出,真伪陈新,并各有法。

【重点解读】

论述了中药采集加工、产地、鉴定的重要性。《本草经集注》中首次提出了六大陈药,即"凡狼毒、枳实、橘皮、半夏、麻黄、吴茱萸,皆欲得陈久者良"。大部分药物以新鲜为优,干品亦以新者疗效好。

【原文】

药性有宜丸者,宜散者,宜水煮者,宜酒渍者,宜膏煎者,亦有一物兼宜者,亦有不可入汤酒者,并随药性不得违越。

【重点解读】

丸、散、汤、酒、膏等剂型都要根据药性来制成。如六味地黄丸以丸为优,玉屏风散以散为优,大秦艽汤以汤为优,龟鹿二仙膏以膏为优。

【原文】

凡欲疗病,先察其源,先候病机,五脏未虚,六腑未竭,血脉未乱,精神未散,服药必活。若病已成,可得半愈。病势已过,命将难全。

【重点解读】

根据疾病的起源、病机辨证以推断用药的结果。

【原文】

若用毒药疗病,先起如黍粟,病去即止,不去倍之,不去十之,取去为度。

【重点解读】

此段文字旨在说明毒药的使用方法及用量把控。

【原文】

疗寒以热药,疗热以寒药,饮食不消以吐下药,鬼疰、蛊毒以毒药,痈肿疮瘤以疮药,风湿以风湿药,各随其所宜。

【重点解读】

寒者热之,热者寒之,临床要辨证用药。

【原文】

病在胸膈以上者,先食后服药,病在心腹以下者,先服药而后食。病在四肢、血脉者,宜空腹而在旦。病在骨髓者,宜饱满而在夜。

【重点解读】

此段指出要注重服药空腹、饭前、饭后的区别,目的是使药达病处。

【原文】

夫大病之主,有中风,伤寒,寒热,温疟,中恶,霍乱,大腹水肿,肠澼下痢,大小便不通,贲豚,上气,咳逆,呕吐,黄疸,消渴,留饮,癖食,坚积,癥瘕,惊邪,癫痫,鬼疰,喉痹,齿痛,耳聋,目盲,金疮,踒折,痈肿,恶疮,痔瘘,瘿瘤,男子五劳、七伤、虚乏、羸瘦,女子带下、崩中、血闭、阴蚀、虫蛇、蛊毒所伤,此大略宗兆,其间变动枝叶,各宜依端绪以取之。

【重点解读】

常见病症,其中会有某些症状变化,就应该按照各个疾病的线索,寻找相应的药材进行治疗。

一、《神农本草经》概论

二、《神农本草经》
各 论

上药（上品）

（一）矾石[1]

【原文】

味酸寒。主寒热泄利，白沃[2]阴蚀[3]，恶创，目痛，坚筋骨齿。炼饵服之[4]，轻身[5]不老增年。一名羽碮。

【注释】

[1]矾石：矾石即今之白矾，《雷公炮炙论》首次提出了经过加热提纯后的纯净品为白矾。

[2]白沃：指妇人带下量明显增多，色、质、气味异常。或伴有局部及全身症状者。《诸病源候论》卷三十九："带下之病，白沃与血相兼，带而下也。"

[3]阴蚀：指妇女前阴部溃烂，黄水淋漓，或痛或痒，肿胀坠痛，或形成溃疡如虫蚀者，多伴有赤白带下等。亦名阴中生疮、阴疮。

[4]炼饵服之：炼取药材精华灵气服之。

[5]轻身：目前对轻身的认识，不外乎以下两类。第一，有学者认为，"轻身"是道教学说在本草著作中的反映，"轻身"即是道教中追求的所谓"登仙"。第二，"轻身"含有使体质量减轻，身体行动轻捷灵敏之意。

【原文串讲】

本品味酸，性寒。主治寒热泄利及妇人带下阴中生疮，又治恶疮，目赤肿痛，能强筋骨坚齿，炼取药材精华灵气服之，轻身不老增年。异名羽碮。

【临床解读】

比较《本经》中白矾的效用：

古今皆用的效用有味酸，寒。主寒热泄利，白沃阴蚀，恶创。

古存今失的效用为目痛，坚筋骨齿。炼饵服之，轻身不老增年。

1.《本经》白矾功用与现代临床功用相同处：

①味酸,寒。本品味酸收涩,性寒,清热解毒。

②主治寒热泄利。本品味酸收涩,能涩肠止泻,故治寒热久泻久痢。

③白沃阴蚀恶创。本品外用解毒杀虫、燥湿止痒,可用于妇女带下阴痒、痈疽恶疮。

2.《本经》白矾特有的与现代临床功用不同处：

①目痛。本品具有清热明目之功效。《本草纲目》载:"矾石之用有四……治痰饮,泄痢,崩带,风眼,取其收而燥湿也。"《濒湖集简方》有"枯矾频擦眉心"治赤目风肿。《千金翼方》中亦提到矾石上上白者,外用为疗眼常法。《审视瑶函》载玉龙丹,方中即以明矾与乳香、炉甘石、珍珠、梅花片等配伍,治一切火眼赤肿。白矾还常与马牙消、黄丹同用,治疗风毒攻眼肿痛,时发时愈,或生赤脉,如白矾散(《太平圣惠方》)。仝小林教授在辨证论治基础上,善用对药夏枯草和枯矾治疗突眼症状,并取得良好的临床疗效。

②坚筋骨齿。本品具有坚骨固齿之功效。《本草经疏》曰矾石:"除固热在骨髓,坚齿者,髓为热所劫则空,故骨痿而齿浮,矾性入骨除热,故亦主之。"《医学入门》指出:矾石"治耳卒肿出脓,目赤,目翳,胬肉,口舌生疮,牙齿肿痛出血"。《圣济总录》之神枕,以白矾配当归、杜仲、人参、肉苁蓉等,枕及三年后,令筋骨强壮,齿发益壮。临床上矾石常与干姜、蜀椒、白术、细辛等配用,治疗牙齿风龋疼痛,虫蚀挺出,如矾石汤(《圣济总录》)。据报道采用白矾外敷液外敷的方法治疗腰椎骨质增生,疗效显著。又据报道采用自制的冰茶散(冰片、儿茶、白矾等量共研细末),治疗儿童乳牙急慢性牙髓炎,效果良好。

③轻身不老增年。《神农本草经》认为上品药,主养命以应天,无毒。多服、久服不伤人。欲轻身益气,不老、延年者,本上经。但

汉代指的"轻身延年"还含有道教中追求的所谓"登仙"的迷信思想。故绝大部分归入上品的药物都冠以轻身、延年之功效。实际上不少上品药并没有轻身、延年临床应用,白矾亦如此。

【临床应用】

1. 急性流行性出血性结膜炎。泽漆 30g、生白矾 6g。用水 500ml,煎开 5 分钟后,首先口服 30ml(只服 1 次),然后趁热熏洗双眼,每次熏洗 15~20 分钟,每日 2~3 次,每次熏洗前将药液加温,绝大多数患者在 2 天内痊愈。[山东中医杂志,1988,7(5):47]

2. 急慢性牙髓炎。采用自制的冰茶散(冰片、儿茶、白矾等量共研细末,用适量丁香油调匀成膏剂),用法:将窝洞腐质清除干净,根据窝洞大小取一定的膏剂放入髓腔,再用暂封补牙条密封窝洞,3 日复换,慢性牙髓炎换药 2~3 次可愈,急性牙髓炎 1 次即可,治疗儿童乳牙急慢性牙髓炎 88 例,均治愈。[山东中医杂志,1997,16(4):187]

【药理研究】

1. 抗菌作用。

2. 抗阴道滴虫作用。

3. 凝固蛋白作用。

4. 止血作用。

5. 抗癌作用。

【临床医案】

王某,成人,1983 年 6 月 2 日初诊。两目怕光,流泪,痒痛 2 日。检查:双眼结膜充血明显,诊断:急性结膜炎(火眼),治疗药物:白矾 10g,黄连素片(无糖衣者佳)4 片,冰片 3g。上药捣细,加冷开水 300~400ml(1 日量),日洗眼 5 次。1 日减轻,2 日大减,3 日痊愈(未用他药)。

[四川中医,1984(3):31]

（二）滑石

【原文】

味甘寒。主身热,泄澼[1],女子乳难[2],癃闭。利小便,荡胃中积聚寒热,益精气,久服轻身耐饥长年。

【注释】

[1]泄澼:"泄"指泻利,亦作"泄痢"。"澼",中医对"澼"的含义解释有二,一指肠间水,二指大肠下血。《本草经疏》曰:"泄者,泻利也;澼者,大肠下血也,俗呼为脏毒。"此为泄痢下血或水便。

[2]乳难:中医对"乳难"的含义解释有二,一认为乳难当为产难、难产之意。二指乳汁分泌不足或乳汁不下。此指女子难产或乳汁不下。

【原文串讲】

本品味甘,性寒。主治身体发热,泄泻痢疾大便或下血,治女子难产或乳汁不下,治癃闭,能通利小便,祛除胃腑宿食积滞寒热之邪,能补益精气。久服能轻身、耐饥、长年。

【临床解读】

比较《本经》中滑石的效用:

古今皆用的效用有味甘,寒。主身热,泄澼,癃闭。利小便。

古存今失的效用为女子乳难,荡胃中积聚寒热。益精气,久服轻身耐饥、长年。

1.《本经》滑石功用与现代临床功用相同处:

①味甘,寒。本品甘淡能利湿,性寒能清热。

②主身热,泄澼。本品性寒能清热。又能利水道而分清浊,小便利即泻自止。宜用于暑湿或湿热之身热泄泻痢疾。

③癃闭。利小便。本品性寒而滑,滑能利窍,主归膀胱,善于通利水道,常用于热淋、癃闭。

2.《本经》滑石特有的与现代临床功用不同处：

①女子乳难。滑石甘以益气，性滑利胎，具有通乳滑胎之功。能治女子难产与乳汁不通之症。《本草求真》曰滑石治"乳汁不通，胎产难下。服此皆能荡热除湿，通汁滑胎"。《本草蒙筌》指出，滑石"因此滑利，故加滑名。堕胎如神，妊娠忌服"。临床上滑石常与苏叶、秋葵子、瞿麦、大豆黄卷等配用，治疗难产，或经三日五日，不得平安，或横或竖，或一手出，或一脚出，如苏膏（《医心方》）。滑石还常与大腹子、冬葵子、赤芍药、瞿麦等配用，治疗胎死未足月，脐腹痛，小腹重坠，脉数涩者，如利胎散（《医略六书》），各家论述利胎散时指出：方中大腹子破滞下气以逐胎，赤芍药破瘀泻火以下胎，滑石通窍逐胎以开产户，甘草和胃缓中兼调气化，黄芩清里热以降下，当归养血脉以滑胎也。为散水煮，使瘀化气调则死胎不得羁留而乘药势速下。《本草经解》认为："滑石，甘以益气……其主女子乳难者，乳汁不通也。甘寒有益脾土，脾湿行则脾血化乳也。"临床上滑石常与甘草、薄荷叶、蜜等配用，治疗产后乳汁不通，如鸡苏散（《黄帝素问宣明论方》）。

②荡胃中积聚寒热。本品有清热散结去湿之功，常与杏仁、薏苡仁、蔻仁等配用，治疗急性胃肠炎、胃炎、消化不良、乳食停积和胆囊炎等胁腹疼痛、胃脘胀满、便秘、发热之症，如三仁汤（《温病条辨》）。临床上滑石常与白术、人参、牡丹皮、寒水石等配用，治疗积聚，如固肠散（《普济方》）。滑石还常与郁金、大黄、川芎、轻粉等配用，治疗气凝血滞于荣卫之中，或冒风寒湿气凝结于经络之间、脏腑之内，或为癥瘕，或为积聚癖块，如妙功丸（《丹溪心法附余》）。

③轻身耐肌。本品具有轻身减肥耐饥之功效。《本草经解》曰滑石"久服湿行脾健，所以轻身耐饥"。近年常用防风通圣散（由防风、滑石、大黄、芒硝、白术、白芍、当归等中药组成）通腑泄热、健脾利湿，治疗肥胖症屡见成效。滑石常与苍术、香附、陈皮、枳壳等配用，治疗肥盛女人无子者，如苍附导痰丸（《万氏家传广嗣纪要》）。

滑石还可与黄芩、白术、枳壳组成缩胎丸,扶助母气,紧束儿胎。治疗因肥甘凝滞,以致胎儿肥大,或因胎中有火,热盛而胎液干涩,而致难产者(《证治准绳·女科》)。

④益精气,久服长年。《本经》认为上品药,主养命以应天,无毒。多服、久服不伤人。欲轻身益气,不老、延年者,本上经。但汉代指的"轻身延年"还含有道教中追求的所谓"登仙"的迷信思想。故绝大部分归入上品的药物都冠以轻身、延年之功效。实际上滑石并没有益精气,久服长年的功效应用。

【临床应用】

1. 单纯性肥胖。①耳穴贴压取胃、肺、耳中、饥点、神门、三焦、食道、脾。每次选五个穴位。先用耳穴探测仪在穴位区域找出敏感点,再以小胶布块置王不留行籽贴压,使有胀痛感。以后每日(餐前或饥饿时为佳)自压药籽五次以上,每次每穴需用力按压30秒以上,以有酸、麻、胀、灼热感及疼痛为宜。取单耳、双耳交替贴压,5天换1次,3次为1个疗程。②中药耳穴贴压同时服防风通圣丸,每次6g,每日2次。15天为1个疗程。[四川中医,1988(2):26]

2. 产后缺乳。处方组成:滑石粉60g(包、先煎),炒冬葵子30g(杵碎),每日1剂,水煎服。1周为1个疗程,血虚加当归、熟地黄各20g,气虚加党参30g,黄芪60g。[中医杂志,2000,41(5):267]

3. 高脂血症。防风通圣丸(防风、黄芩、白芍、桔梗、麻黄、滑石、白术、栀子、石膏、荆芥、川芎、甘草、大黄、连翘、薄荷、芒硝),每次12g,1日2次,早晚饭前1小时服用。1个月为1个疗程,效果良好。[黑龙江中医药,1999(4):27]

【药理研究】

1. 保护皮肤黏膜作用。

2. 抗菌作用。

3. 止泻作用。

【临床医案】

袁某,26 岁。1998 年 2 月 6 日初诊。分娩 1 周后,乳汁仍浓稠涩少,乳房胀硬,乳头痛,胸胁胃脘胀闷不舒,情志抑郁,食欲不振。舌质稍红、苔薄黄,脉弦数。处方:滑石粉 60g(包、先煎),炒冬葵子 30g(杵碎)。服药 3 剂,乳下渐多,余证均减,又服 3 剂,乳下正常,神爽纳增。

[中医杂志,2000(5):267]

(三) 菖蒲[1]

【原文】

味辛温。主风寒湿痹,咳逆上气,开心孔[2],补五脏,通九窍[3],明耳目,出声音。久服,轻身不忘、不迷惑,延年。一名昌阳。

【注释】

[1]菖蒲:菖蒲又称石菖蒲,为天南星科草本植物石菖蒲的根茎。

[2]开心孔:心孔指心脏中的孔窍。《素问·灵兰秘典论》云:"心者,君主之官也,神明出焉。"说明人的意识、神志、思维活动均由"心"所主。《难经·四十二难》称:"心重十二两,中有七孔。"古人认为:心的孔窍透达空灵,则神明有主,神志清醒,思维敏捷;若心窍阻闭,为邪蒙或痰迷,则神明内闭,神识昏蒙,甚则人事不省。因此,开通心窍,则可使昏迷、人事不省的病人神识苏醒。

[3]通九窍:人体有九窍,即人体的两眼、两耳、两鼻孔、口、尿道和肛门。九窍启闭,受气为用,李东垣云:"九窍者,五脏主之。"九窍要通,通则无病。

【原文串讲】

本品味辛,性温。主治风寒湿痹,咳嗽气逆,能开通心窍,苏醒神识,可补益五脏,通利九窍,聪耳明目,能利咽喉使人发音,久服可轻身,记忆不忘、智不迷惑,延年益寿。异名昌阳。

【临床解读】

比较《本经》中石菖蒲的效用：

古今皆用的效用有味辛,性温。主咳逆上气,开心孔,通九窍,明耳目,久服,不忘、不迷惑。

古存今失的效用为主风寒湿痹,补五脏,出声音,轻身,延年。

1.《本经》石菖蒲功用与现代临床功用相同处：

①味辛,性温。辛能开泄,温胜湿寒。

②咳逆上气。石菖蒲能平喘,是历代本草已经肯定的一种功效,《本经逢原》谓其"治咳逆上气者,痰湿壅滞之喘咳"。

③开心孔。石菖蒲芳香走窜,能豁痰开窍,醒神宁心,可用于湿热痰浊蒙蔽心窍而致神昏谵语。

④通九窍,明耳目。石菖蒲芳香开窍,疏散开达,聪耳益智,可用于耳鸣、耳聋、各种眼病。

⑤久服,不忘、不迷惑。《名医别录》谓其可"聪耳明目,益心智"。常用于湿浊蒙蔽,清窍不灵之健忘、迷惑、头晕、嗜睡者。

2.《本经》石菖蒲特有的与现代临床功用不同处：

①风寒湿痹。历代医家认为,石菖蒲能治疗风湿痹痛、跌打损伤等骨科疾病。《药性论》言其"味苦辛……主风湿顽痹"。《本草经疏》中言石菖蒲"盖苦可燥湿,温能辟寒,辛可散结,风寒湿三者合而成痹,去此三邪,痹自愈矣"。又指出"脾主四肢,脾湿既祛,则四肢湿痹不得屈伸自利"。《开宝本草》称其为"久风湿痹痛通用药"。据报道用菖蒲酒治痹痛,取石菖蒲250g,用1000ml60度左右的白酒浸泡月余后,每天早晚饮用,治疗风湿、类风湿性关节炎,可消除或减轻疼痛。石菖蒲常与巴戟肉、杜仲、当归等配用,治疗历节风。如大补元丸(《仁斋直指附遗》)。

②补五脏。石菖蒲具有补益五脏之功效,石菖蒲常与党参、香附、黄芪、熟地、破故纸等配用,调和五脏,配合阴阳。治疗气血两衰证。如太极膏(《理瀹骈文》)。本品还与麦冬、山药、杜仲、熟

地、枸杞子等配用,滋补心、肾、脾、胃四经虚损不足,壮筋骨,补阴阳。治疗腰痿体倦,神衰力弱者。如长春益寿丹(《慈禧光绪医方选议》)。

③出声音。石菖蒲具有利咽开音之功效。《本草思辨录》指出:"菖蒲用以开心孔发音声甚效,然须审定病之宜辛温者。"《神农本草经读》认为石菖蒲"声音不出,此能入心,而转舌入肺以开窍也"。《本草经解》曰石菖蒲"味辛无毒,得地西方之金味,入手太阴肺经……肺主音声,味辛润肺,故出音声"。石菖蒲常与人参、生地、川芎、朱砂、防风等配用。治疗产后不语。如玉烛散(《女科万金方》)。还常与五味子、诃黎勒皮、杏仁等配用。治疗风冷伤肺失声,咽喉不利。如石菖蒲散(《太平圣惠方》)。

④轻身。本品具有轻身减肥耐饥之功效。临床上石菖蒲常与柏子仁、杜仲、人参、白茯苓配用。以平补诸虚,活血益气,润泽肌肤。久服轻身延年。如石菖蒲丸(《圣济总录》)。

⑤延年。汉代指的"轻身延年"还含有道教中追求的所谓"登仙"的迷信思想。故绝大部分归入上品的药物都冠以不老、延年之功效。实际上不少上品药并没有延年临床应用,石菖蒲亦如此。

【临床应用】

1. 风湿性关节炎。应用石菖蒲治疗风湿性关节炎(石菖蒲300g,浸入60度左右的白酒1000ml内,密封,半月后启用,每日早晚各饮2~3杯,1000ml药酒可服1个月),治疗49例,除1例无效外,其余皆疼痛消失或减轻。[浙江中医杂志,1992,9(2):82]

2. 音哑。胖大海1枚,桔梗、玄参、甘草各3g,加石菖蒲6g,泡之代茶饮。1周后音哑明显好转,再服1周音哑消失。[中医杂志,1996(12):711]

3. 高脂血症。处方组成:制首乌20g,枸杞子20g,熟地黄20g,丹参30g,生山楂24g,生大黄6g,郁金15g,当归12g,水红花子10g,白芍12g,茯苓12g,石菖蒲10g,每日1剂,水煎服。1个月为

1 个疗程。效果良好。[中华中医药杂志,2006(2):108]

【药理研究】

1. 有降温、镇静及抗惊厥作用。

2. 促进消化液的分泌及制止胃肠异常发酵,且有缓解平滑肌痉挛作用。

3. 增加冠脉血流量作用。

4. 平喘、镇咳作用。

5. 抗菌、抗癌作用。

【临床医案】

郭某,女,36 岁,教师。1993 年 9 月 22 日初诊。声音嘶哑年余,某医院诊断为慢性咽炎。曾多次用超声雾化吸入及中西药治疗,音哑时轻时重,每到假期休息后音哑稍好,开学后因上课讲课或讲话时间较长,音哑又复发。平素咽干不适,干咳少痰,时感胸闷。来诊时携带前医处方:胖大海 1 枚,桔梗 3g,玄参 3g,甘草 3g。泡之代茶饮。已服 2 周,服后音哑如故,唯感咽部凉爽,诊其舌脉无异常。治之仅在原方中加入石菖蒲 6g 继用,1 周后音哑明显好转,再服 1 周音哑消失。患者大喜,索方备用,后将此方传与同道数人,验之皆效。笔者曾用本方治疗 11 例,均获良效。

[中医杂志,1996(12):711]

(四)鞠华[1]

【原文】

味苦平。主风,头眩肿痛,目欲脱[2],泪出,皮肤死肌,恶风湿痹。久服,利血气,轻身、耐老、延年。一名节华。

【注释】

[1]鞠华:鞠,通"菊";华,同"花"。《埤雅》云:"菊,本作蘜,蘜从鞠,鞠穷也。月令九月,菊有黄华,华事至此而穷尽,故谓之鞠。一名节华,亦取其应节候也。"鞠华即菊花。

〔2〕目欲脱:指眼球鼓胀似欲脱出的症状。为踝厥的一种症状,由外邪侵犯足太阳膀胱经而致气上冲而产生。《灵枢·经脉》:"膀胱足太阳之脉……是动则病,冲头痛,目似脱,项如拔,脊痛,腰似折,髀不可以曲,腘如结,踹如裂,是为踝厥。"相当于高血压脑病引发癫痫病的一组症状。

【原文串讲】

本品味苦,性平。主治各种风邪为患的眩晕、头胀头疼,目赤肿痛似欲脱出,眼睛流泪,治皮肤疮痛肿毒,风湿痹痛,长久服用,可通利血气,使身体轻捷、耐老延年。异名节华。

【临床解读】

比较《本经》中菊花的效用:

古今皆用的效用有味苦,平。主风,头眩肿痛,目欲脱,泪出,皮肤死肌。

古存今失的效用为恶风湿痹,久服,利血气,轻身、耐老、延年。

1.《本经》菊花功用与现代临床功用相同处:

①味苦,性平。苦可泄热,平则兼辛,故亦散结。

②主风,头眩肿痛,目欲脱,泪出。菊花轻清上达,善"清头脑,明目","为去风之要药",治眩晕、头胀头疼。目赤肿痛似欲脱出,流泪。

③皮肤死肌。风热侵袭肌表,易致多种皮肤疾患。菊花可外疏风热,内泄热毒,故较多用治皮肤疮痛肿毒。

2.《本经》菊花特有的与现代临床功用不同处:

①恶风湿痹。《本草正义》曰:"恶风湿痹者,则皆血热而络脉不洁,渐以积秽成腐。菊花苦辛宣络,能理血中热毒,则污浊去而痹着之死肌可愈。石顽谓清利血脉,而痹着湿邪,得以开泄,持论甚正。"菊花常与巴戟天、桂心、细辛、天雄、肉苁蓉等配用。治疗诸缓风湿痹脚弱。如大八风散(《备急千金要方》)。本品还常与白附子、半夏、川芎、全蝎等配用。治疗诸风痰甚,头痛目眩,肢体倦疼,

颈项强硬,手足麻痹。如上清白附子丸(《御药院方》)。

②久服,利血气,轻身、耐老延年。《本草经解》指出菊花"久服利血气者,肺主气,气平益肺,所以有利于气。心主血,味苦清心,所以有利于血。利于气,气充身自轻。利于血,血旺自耐老。气血皆利,其延年也必矣"。临床上菊花常与云母粉、白茯苓、柏子仁、人参、续断等配用。以补益脏腑,轻身耐老,变白,明目,强力,益精,悦泽颜色,壮健筋骨。如云母丸(《太平圣惠方》)。本品还常与巨胜子、巴戟天、枸杞、人参等配用。以利血气,轻身,治疗气血虚弱,肢体沉重,情思少乐,及肾气衰惫,腰腿沉重。如未央丸(《御药院方》)。菊花还常与肉苁蓉、巴戟天、枸杞子等配用。能益寿,黑鬓发,和血驻颜,轻身健体,聪耳听,治疗体虚早衰,如益寿地仙丸(《圣济总录》)。

【临床应用】

1. 膝关节炎。将菊花与陈年艾叶捣成粗末,然后装入纱布袋做成护膝,比例是1:1。戴在膝盖处,可祛风除湿,消肿止痛,辅助治疗各种关节炎,尤其对秋冬季节感受寒邪引起以冷痛为主要表现的关节炎有很好的效果。

2. 高脂血症。每日给予山楂菊花饮300ml(山楂、杭菊花各10g,决明子15g,稍煎熬后当茶饮用,每次100ml),持续服用3个月,效果良好。[四川中医,2003,21(1):50]

【药理研究】

1. 抗氧化、抗衰老作用。

2. 扩张冠状动脉、增强冠状动脉血流量和降低血压等作用。

3. 解热、抗炎、镇痛作用。

4. 保肝作用。

【临床医案】

风湿热痹案。女,45岁,1994年5月初诊,患者自述:1月前感双膝、双肘、双腕关节红肿热痛,经多方诊治无效,病势反呈加重之势。诊查时见：患者卧于床，不时呻吟，不能下床行走，双膝、双肘、双腕关节红肿热痛，关节周围散布 10 余个风湿小结，以膝关节为多，摸之灼手，触痛明显，夜不能寐，舌红、苔黄、脉弦滑数。治以五味消毒饮加减：金银花、野菊花、蒲公英、地丁、天葵各 30g，黄柏 15g，赤芍、牡丹皮、防己各 10g。服 1 剂，患者疼痛大减，夜能寐，关节周围温度明显降低，服 2 剂后，风湿小结消失一半，服 3 剂后，患者能下床行走。其后，随证加减 6 剂，患者诸症消失，痊愈而出院。1 年后随访，未复发。

［时珍国医国药，2003，14（12）：757］

（五）人参

【原文】

味甘微寒。主补五脏，安精神，定魂魄[1]，止惊悸，除邪气，明目、开心益智。久服，轻身延年。

【注释】

[1] 魂魄：指人的精神灵气。古代认为魂是阳气，构成人的思维才智。魄是粗粝重浊的阴气，构成人的感觉形体。魂魄（阴阳）协调则人体健康。《黄帝内经》记载："肺藏魄，肝藏魂。"《灵枢·本神》有："随神往来者谓之魂，并精而出入者谓之魄。"又曰："志意和则精神专直，魂魄不散。"故知魂魄与人的精神意识活动有关联。

【原文串讲】

本品味甘，性微寒。主要补益五脏之气不足，安精神而定魂魄，能止惊悸之内动，除邪气之外侵。可明目，能开心窍而益智慧。长久服用，可轻身延年。

【临床解读】

比较《本经》中人参的效用：

古今皆用的效用有味甘。主补五脏，安精神，定魂魄，止惊悸，除邪气，开心益智。

古存今失的效用为微寒，明目，久服，轻身延年。

1.《本经》中人参功用与现代临床功用相同处：

①味甘。本品味甘能补。

②主补五脏。本品具有大补元气之功，适用于因大汗、大泻、大失血或大病、久病所致元气虚极欲脱，为拯危救脱要药。补五脏尤善补脾益肺，治肺脾心肾气虚证。

③安精神，定魂魄，止惊悸，开心，益智。人参补元气，元气充则心气得养，心神得宁，心智得聪，而具安神益智之功效。治疗心气不足，症见惊悸恍惚，夜卧不安，健忘等症，配伍茯苓、远志、石菖蒲，益气补心，安神定志，如定志丸《太平惠民和剂局方》。若治迷惑善忘，可与石菖蒲、远志、茯神、茯苓同用，为散服，即令人不忘方《备急千金要方》。

④除邪气。本品还常与解表药、攻下药等祛邪药配伍，用于气虚外感或里实热结而邪实正虚之证，有扶正祛邪之效。

2.《本经》人参特有的与现代临床功用不同处：

①微寒。本品《本经》谓"微寒"。但《名医别录》云："人参，微温无毒。"李时珍《本草纲目》又说，人参"生用气凉，熟用气温，味甘补阳，微苦补阴"。至清代《本草便读》直言其"性禀甘平，功资脾肺"。《中华人民共和国药典》（1985年版至2005年版，一部）均言"性平"。但是人参大补元气，挽救虚脱。"能回阳气于垂绝，却虚邪于俄顷"，最主要的治疗证候是阳气虚衰。人参服用过量，可见体温升高、皮疹、眩晕、出血等热性证候。所以，人参药性应为"微温"。《中华人民共和国药典》（2020年版，一部）言其"性微温"。

②明目。本品具有明目之功效。《本草蒙筌》提到人参有"明目轻身"的功效，《本草经解》《本草崇原》《本草从新》中均有"明目"的记载。历代方书中以人参为主或以人参命名用于治疗眼病的方剂也较多。以人参、决明子、枳壳等组成，治疗眼内障，即明目人参丸（《太平圣惠方》）。人参配黄连、蔓荆子等药，治疗"迎风流

泪,目中多膜而昏痛"之症。如人参汤(《异授眼科》)。

③久服轻身延年。本品具有轻身延年之功效。《本草经解》曰
人参"久服则气足,故身轻。气足则长生,故延年也"。轻身指减轻
体重、增强体质,身体行动轻捷灵敏之意。本品配白茯苓、麦门冬、
白菊,温酒或饮调下,不拘时候。三年自觉轻身。如青丸子返童散
(《圣济总录》)。人参常与琥珀、柏子仁、枸杞子等药合用,轻身益
气、力倍常人。治虚劳脱营,真气不足,形体毁沮,四肢沉重。如大
琥珀散(《圣济总录》)。在延年方面,如明代《医便》方,经验何首
乌丸,本品配何首乌、肉苁蓉、小茴香、松子仁等药,久服轻身延年
耐久,治老人衰弱,血气不足,遗尿失禁,须发斑白,腰背疼痛,齿落
脚软,行步艰难,眼目昏花。

【临床应用】

1. 老年性白内障初期。复明片(熟地、山药、人参、枸杞、山茱
萸、石斛、女贞子、生地、羚羊角、泽泻、茯苓、槟榔、谷精草、夏枯草、
石决明等药组成)。每天 3 次,每次 5 片,口服,维生素 C,200mg,维
生素 B_2,20mg,维生素 E,100mg,每天 3 次,口服;"白内停"眼药水
每天滴 3 次。1 个月为 1 个疗程,连续 3 个月。疗效满意。[内蒙
古中医药,2010,(13):62]

2. 青少年弱视。采用中药配合针灸治疗青少年弱视,以补中
益气汤加减,体质较差者人参用量增至 15g,有效率明显增加,效果
良好。[中国中医眼科杂志,2010,20(2):110]

3. 高脂血肥胖症。清脂减肥散由人参、灵芝、茯苓、肉苁蓉、薏
苡仁、山楂等 10 多味中药组成。高脂血肥胖症患者,每日餐后,服
清脂减肥散 10g,每日 3 次,连服 2 个月为 1 个疗程。服后,体重明
显下降,效果良好。[中国中医药信息杂志,2002,9(11):55]

【药理研究】

现代研究表明,人参的功效主要表现在以下几方面:

1. 调节中枢神经系统。

2. 促进大脑对能量物质的利用,增强记忆能力。

3. 改善心脏功能。

4. 降血糖作用。

5. 增强机体的免疫功能。

6. 可提高对有害刺激的抵御能力,增强机体的应激能力和适应性。

7. 抗肿瘤作用。

8. 抗氧化作用。

【临床医案】

李某,男性,45 岁,干部,患者以头晕、心慌、胸闷、体型肥胖就诊。体检:矮肥胖型,身高 158cm,体重 72kg,血压 156/92mmHg,眼底检查Ⅰ~Ⅱ级动脉硬化眼底,总胆固醇 7.24mmol/L(280mg/dl),甘油三酯 5.81mmol/L(225mg/dl)。给予消脂减肥散(人参、灵芝、茯苓、肉苁蓉、薏苡仁、山楂等 10 多味中药组成)口服,每日 3 次,每次 10g,餐后服用,2 个月后复查,体重 61kg,胆固醇 4.91mmol/L(190mg/dl),甘油三酯 3.26(126mg/dl),血压 150/80mmHg,自觉症状显著好转,半年后随访疗效稳定。

[中国中医药信息杂志,2002,9(11):55]

(六) 天门冬

【原文】

味苦平。主诸暴风湿偏痹[1],强骨髓,杀三虫,去伏尸[2]。久服轻身,益气延年。一名颠勒。

【注释】

[1]偏痹:偏痹一名首见于《黄帝内经》,《素问·本病论》曰:"民病卒中偏痹,手足不仁。"偏痹是因偏身体虚,外邪侵袭所致,以偏身疼痛、酸沉、怕凉、麻木、不仁等为主要表现的痹病。

[2]去伏尸:《诸病源候论·伏尸候》记载:"伏尸者,谓其病隐伏

在人五脏内,积年不除。未发之时,身体平调,都如无患;若发动,则心腹刺痛,胀满喘急。"

【原文串讲】

本品味苦,性平。主治诸暴风湿及偏身疼痛、酸沉、怕凉、麻木不仁的痹病,能强骨髓,驱杀三虫,治隐伏在五脏内积年不除,发则心腹刺痛,胀满喘急之病。长久服用使身体轻捷,益气延年。异名颠勒。

【临床解读】

比较《本经》中天门冬的效用:

古今皆用的效用有味苦平。强骨髓,久服轻身,益气延年。

古存今失的效用为主诸暴风湿偏痹,杀三虫,去伏尸。

1.《本经》天门冬功用与现代临床功用相同处:

①味苦平。本品味苦清热,性平偏寒降火。

②强骨髓。本品能滋肾降火,肾主骨,又可强骨髓,适宜于肾阴亏虚之眩晕、耳鸣、腰膝酸痛及阴虚火旺之骨蒸潮热、内热消渴等证。

③久服轻身,益气延年。天门冬自古以来就作为延年益寿之品。历代许多延年益寿方剂也常配伍天门冬,如《普济方》驻颜延年方与胡麻散,《圣济总录》的灵仙丹,《太平圣惠方》之延年不老散。

2.《本经》天门冬特有的与现代临床功用不同处:

①主诸暴风湿偏痹。本品具有主治诸暴风湿,及偏痹之作用。《本草便读》曰:"风湿之邪,暴中于人身,而成半身不遂之偏痹,天冬禀水天之气,环转营运,故可治也。"《本草汇言》曰:"前人有谓除偏痹、强骨髓者,因肺热成痿,肾热髓枯,筋槁不荣而成偏痹者也。天门冬阴润寒补,使燥者润,热者清,则骨髓坚强,偏痹可利矣。"临床上天门冬常与葛根、生姜、桂心等药合用,主治风湿体疼,恶风微肿。如天门冬汤《外台秘要》。另《太平圣惠方》天门冬

煎,单味药以酒五斗,和绞取汁,纳铜器中,入白蜜一升,重汤煮之如饴。主治暴中,偏风,湿痹。天门冬常与百部合用,捣绞取汁一斗,渍曲二升,曲发,以糯米二斗,造酒,主治五脏六腑大风,洞泄虚弱,耳聋头风,四肢拘挛,猥退,历节,如天门冬酒(《千金方》)。而《圣济总录》中的天门冬丸,天门冬配苦参、干地黄,主治大风癞病。张锡纯认为:天冬含有生生之气,其气挟其浓滑之津液以流行于周身,而痹之偏于半身者可除,周身之骨得其濡养而骨髓可健。并在其治疗中风半身不遂的名方——"镇肝熄风汤"(《医学衷中参西录》)中使用本药。

②杀三虫,去伏尸。天门冬具有杀三虫,去伏尸之功效。《本草经解》论天门冬:"三虫伏尸,皆湿热所化。味苦可以祛湿,气平可以清热,湿热下逐,三虫伏尸皆去也。"如《饮膳正要》天门冬膏。天门冬不以多少,慢火熬成膏。主治积聚、风痰、癫疾、三虫、伏尸、瘟疫。《妇人大全良方》中的天门冬丸,天门冬配巴豆、莽草、皂角、雄黄等,主治伏连传注,腹中有坚硬,积气壅心胸作痹。《太平圣惠方》之天门冬丸,天门冬配牛膝、麦门冬、人参、紫菀、杏仁等,主治肺痨痰嗽,气促。

【临床应用】

1. 支气管扩张,咳血不止。处方组成:桑白皮 15g、黄芩 15g、党参 15g、射干 12g、天门冬 12g、川贝母 12g、白茅 30g、当归 10g、代赭石 20g、旋覆花 10g(布包)。水煎服。效果满意。[医学文选,1991(5):7]

2. 功能失调性子宫出血。用生天冬 15~30g(鲜品 30~90g)水煎,每日 1 次,红糖为引,效果满意。[赤脚医生杂志,1975(12):594]

3. 乳腺小叶增生及乳腺癌。处方组成:天门冬 60g。剥去外皮,放瓷碗中加黄酒适量,隔水蒸 0.5~1 小时,分早、中、晚 3 次服完。3 个月为 1 个疗程。效果良好。[江苏中医,1976(4):33]

【药理研究】

1. 抗菌作用。
2. 杀虫作用。
3. 抗肿瘤作用。
4. 镇咳去痰作用。

【临床医案】

王某某,男,48 岁,牧民。1998 年秋开始出现双下肢疼痛,屈伸不利,行走不便,每逢着凉或阴雨天加重。当初服汤药治疗,病情得以缓解,但始终没有根治。到 2002 年 8 月求笔者诊治前,除断断续续服一些抗风湿西药外,中医进行了 10 多次反复治疗,每次治疗都将祛风散寒药物放在首位,可治疗不彻底,疗效不明显。查病人精神欠佳,手足心发热,双下肢疼痛,活动不便,有僵硬感,右膝关节轻度肿胀,舌质紫红、少苔,脉细数无力。遂选独活寄生汤加减治疗。处方:独活 6g、桑寄生 9g、秦艽 9g、杜仲 9g、牛膝 9g、细辛 3g、茯苓 9g、桂枝 9g、防风 6g、川芎 6g、人参 12g、甘草 6g、当归 9g、芍药 9g、熟地 12g、枸杞子 12g、牡丹皮 9g、天冬 12g、龟甲 15g。水煎服,日 1 剂。5 剂后手足心发热消失。效不更方,继服 5 剂诸症大减,再以八珍汤加枸杞子、天冬、龟甲连服 5 剂调理,病痊愈,半年后随访未见复发。

［内蒙古中医药,2005,（3）:24］

（七）甘草

【原文】

味甘,平。主五脏六腑寒热邪气[1],坚筋骨,长肌肉,倍力,金创肿,解毒。久服,轻身、延年[2]。

【注释】

［1］五脏六腑寒热邪气:五脏六腑,是指心、肝、脾、肺、肾、胆、胃、大肠、小肠、膀胱、三焦。亦是人体内脏器官的统称。寒热一

词主要有以下几种解释:①指寒证和热证。②指寒热相兼的病证。③指寒热之邪毒。④疾病症状主要症见发冷发热,或恶寒发热。邪气,指一切可导致人体功能紊乱、内外环境失衡的各种致病因素等。此处五脏六腑寒热邪气是指人体五脏六腑寒热邪气各种疾病。

[2]延年:延长寿命。

【原文串讲】

本品味甘,性平。主治人体五脏六腑寒热邪气各种疾病,能强筋坚骨,生肌长肉,补气而增体力,治金创肿,可解毒。长久服用,能轻身、延年。

【临床解读】

比较《本经》中甘草的功效:

古今皆用的功效有味甘,平。主五脏六腑寒热邪气,金创肿,解毒。

古存今失的功效为坚筋骨,长肌肉,倍力,久服,轻身、延年。

1.《本经》甘草功用与现代临床功用相同处:

①味甘,性平。味甘能和能缓,性平,寒凉、热性病证的人都可选用。

②主五脏六腑寒热邪气。《本草崇原》指出:"主治五脏六腑之寒热邪气者,五脏为阴,六腑为阳。寒病为阴,热病为阳。甘草味甘,调和脏腑,通贯阴阳,故治理脏腑阴阳之正气,以除寒热阴阳之邪气也。"《外台秘要》之甘草汤,主治心痛腹胀,兼冷热相搏。《圣济总录》之甘草汤,主治劳疟,寒热萎黄,渴躁烦闷。《圣济总录》之甘草汤,主治肝气不足,两胁拘急痛,寒热,目不明。

③金创肿,解毒。《药性论》云:甘草,君,忌猪肉,诸药众中为君。治七十二种乳石毒,解一千二百般草木毒,调和使诸药有功,故号国老之名矣。临床上多用治金创肿痛,痈疽疮毒,并解各种药物中毒。

2.《本经》甘草特有的与现代临床功用不同处:

①坚筋骨。本品具有强筋坚骨之功效,肝主筋,肾主骨,叶天士在《本草经解》中指出甘草"气平入肺,平肝生肾,筋骨自坚矣"。《伤寒论》中,张仲景用甘草附子汤治疗风湿相搏,骨节疼烦,掣痛不得屈伸,近之则痛剧,汗出短气,小便不利,恶风不欲去衣,或身微肿者。《绛雪园古方选注》认为甘草附子汤"独以甘草冠其名者,病深关节,义在缓而行之,徐徐救解也"。此方以甘草为君,应其具有强筋坚骨之效,且能除寒热阴阳之邪气也。现有的方解认为,方中甘草为佐,而辅诸药,此实乃未读《本经》,不知甘草有坚筋骨之故。有临床报道,甘草附子汤结合常规西药可增强原发性骨质疏松症患者临床疗效,可显著提高患者骨密度。又如芍药甘草附子汤,《陈逊斋医学笔记》记载此方"对腰部神经痛、坐骨神经痛、关节强直等有良效"。甘草还常与白术、秦艽等药同用,主治痛痹属寒,身痛觉骨节冷,如甘草汤(《嵩崖尊生全书》)。又常与薯蓣、续断、远志、人参同用,治虚劳羸瘦,膝冷腰疼,神思昏沉,肢节无力等病证。如补益甘草丸(《太平圣惠方》)。以上都是甘草强筋坚骨作用的体现。

②长肌肉,倍力。甘草具有生肌长肉功效,《神农本草经百种录》指出甘草"甘属土,故其效皆在于脾""脾主肌肉,补脾则能填满肌肉也"。如《外台秘要》之甘草丸,甘草五两,人参、白术、远志等药均为二两半,方中重用甘草,二倍于他药,以长肌肉,用治老年人脾胃虚弱,食少乏力者。服后令人能食,精神日振,长肌增力。《淮南王书》曰:"甘草,主生肉之药也。"《古今录验方》之甘草丸,独用甘草一味为丸,专治小儿面黄发直,时壮热,饮食不生肌肤,积经日月,遂致死之病。临床报道甘草粉,每日 15~30g 治疗原发性慢性肾上腺皮质功能减退症(Addison 病),据观察对轻度或初期患者疗效较为显著,可使患者体重增加,体力增强,食欲增进。

本品具有生肌之功效,主要多用于外科疾病,针对各种疮口,可起到促进愈合的作用,如《刘涓子鬼遗方》中的"甘草膏",用甘草配当归、胡粉、羊脂、猪脂煎膏外用,治疗灸疮。现代中医治疗胃溃疡、皮肤溃疡等溃疡病的方剂中,甘草为常用生肌药,均取得良好的疗效。

③久服,轻身、延年。《本经》认为上品药,主养命以应天,无毒。多服、久服不伤人。欲轻身益气,不老、延年者,本上经。但汉代指的"轻身延年"还含有道教中追求的所谓"登仙"的迷信思想。故绝大部分归入上品的药物都冠以轻身、延年之功效。实际上不少上品药并没有轻身、延年临床应用,甘草亦如此。

【临床应用】

1. 骨质疏松症。治疗方法为 0.9% 氯化钠 100ml 加入唑来膦酸盐 5mg 静脉输注,输注时间高于 15 分钟,共 1 次;口服钙维生素 D 软胶囊(钙尔奇 D),每次 1 片,每日 2 次。加服甘草附子汤(白术 30g,熟附子 20g,桂枝 12g,生甘草 12g),加清水煎熬至 300ml 分早晚服用,每日 1 剂,2 组均连续服用 6 个月。效果良好。[吉林中医药,2020,40(9):1199]

2. 冻疮。甘草、芫花各 9g,加水 2000ml,煎后浴洗患处,每日 3 次,治疗冻疮患者 76 例,58 例痊愈。[中华外科杂志,1959(10):1029]

3. 消化性溃疡。甘草流浸膏 15ml,每日 4 次,连服 6 周。结果:有效率 90%。[中华内科杂志,1960(3):226]

4. 治疗角膜炎。用 5% 甘草酸钠溶液或 8%~12% 甘草次酸混悬液,或 10%~30% 甘草浸膏点眼,每日 3~4 次。治疗疱疹性角膜炎、角膜结膜炎及束状角膜炎患者 60 例,痊愈 56 例。[中华眼科杂志,1959(2):80]

5. 原发性慢性肾上腺皮质功能减退症(又称 Addison 病)。口服甘草流浸膏 3~5ml(少数 8~10ml),每日 3 次。单用甘草流浸膏 33 例,合皮质激素者 16 例,治疗原发性慢性肾上腺皮质功能减退症共 49 例。结果：均取得相当疗效,轻者单用甘草制剂见效,重者亦可减少皮质激素用量。[白求恩医科大学学报,1978(4):54]

【药理研究】

1. 抗氧化。甘草中所含的黄酮类成分,具有有效的抗氧化效用。

2. 抗病毒。甘草多糖对体外病毒和体内病毒均有抑制作用。甘草酸对治疗 SARS 病毒、乙型肝炎病毒、艾滋病毒等具有良好的抗病毒效果。

3. 抗炎。甘草水提物有抗炎作用,滴鼻可明显改善豚鼠变应性鼻炎模型病症。

4. 抗肿瘤。甘草多糖能够分泌细胞因子并杀伤肿瘤细胞。

5. 免疫调节。甘草具有抗过敏、非特异免疫增强以及类固醇样作用,但不能简单地将其归为免疫抑制剂或增强剂,实际上是具有"双向"作用的免疫调节剂。

6. 甘草还有抗心律失常,抗菌,保护心脑血管作用。

【临床医案】

吴某,男性,31 岁,福州人,干部。因间歇性上腹部饥饿性疼痛已 6 年,间歇性黑便持续已半个月,于 1958 年 5 月 18 日住院。体检:体重 46kg,营养较差,呈慢性病容。化验检查:血红蛋白 45g/L(4.5g/dl),红细胞 1.9×10^{12}/L(190 万)。尿常规阴性,大便隐血阳性(+++)。胃肠钡餐检查及摄片:胸部及食管无异常,胃后壁有一 0.6cm×0.5cm 大小的壁龛,诊断意见:胃后壁溃疡。入院后因有合并消化道出血,故予以输血 2 次(共 400ml),贫血状况逐渐改善,于 5 月 28 日开始给予甘草流浸膏 10ml,1 日 3 次,服药 3 日后,上腹部饥饿性疼痛减轻,5 日后疼痛消失,6 日后食欲显著增加,大便通畅,服药 2 周,体重增加 2kg,出院时,自觉一切症状均消失,体重由住院时 46kg 增加至 52kg。出院时再予胃肠钡餐检查及摄片:胃肠已无异常发现,胃后壁溃疡壁龛已消失不可见。

（八）干地黄

【原文】

味甘,寒。主折跌绝筋[1],伤中[2],逐血痹[3],填骨髓,长肌肉,作汤,除寒热,积聚,除痹,生者尤良。久服,轻身不老。

【注释】

［1］折跌绝筋:折跌指折伤、跌伤、挫伤等外伤。绝筋指筋伤骨折。折跌绝筋是因外伤造成人体筋、骨、皮、肉、经络损伤。

［2］伤中:一指伤害膈膜及内脏。二指损伤中焦脾胃之气。

［3］血痹:血痹是因气血不足,感受风寒,血行不畅,肌肤失养所引起的以肢体肌肤麻木不仁,甚则伴有轻度疼痛为主要表现的痹病。血痹始见于《灵枢・九针》:"邪入于阴,则为血痹。"《金匮要略・血痹虚劳病脉并治第六》指出:"血痹,阴阳俱微,寸口关上微,尺中小紧,外证身体不仁,如风痹状。"

【原文串讲】

本品味甘,性寒。主治外伤造成人体筋骨、皮肉、经络损伤。治内脏及中焦脾胃受伤,能填补骨髓,生肌长肉,作汤剂服用,能祛除寒热积聚,治疗各种痹证,生地黄疗效尤其为好。长久服用,可使身体轻捷、耐老延年。

【临床解读】

比较《本经》中干地黄的效用:

古今皆用的效用有味甘,寒。伤中,填骨髓,长肌肉,除寒热。

古存今失的效用为主折跌绝筋,逐血痹,积聚,除痹,久服,轻身不老。

1.《本经》干地黄功用与现代临床功用相同处:

①味甘,性寒。《本草纲目》:"《本经》所谓干地黄者,即生地黄之干者也。"《中华人民共和国药典》(2020年版):"甘,寒。归心、

肝、肾经。"

②填骨髓，长肌肉，伤中。本品长于填骨髓、长肌肉，对于小儿因先天不足，肾之精髓不足所致的五迟五软，临床上常重用本品，与山萸肉、干山药等药同用，如《小儿药证直诀》地黄丸。也常与麦冬、人参等药配用，治疗精髓亏损，精关不固或阳事不举，甚者不育之证，如三才封髓丹（《卫生宝鉴》）。本品与胡麻仁、薏苡仁用酒泡服，治疗肝肾亏损所致腰膝软弱、筋脉拘挛、四肢无力者，如地胡酒（《食医心鉴》）。又如《薛氏医案》八珍汤，《太平惠民和剂局方》十全大补汤、人参养荣汤等均用本品与人参、茯苓、白术、当归、白芍等同用以补中益气养血。

③作汤剂服，祛除寒热。本品能除寒热之邪毒。与阿胶、干姜、石膏等药同用，治胃中寒热呕逆，胸中微痛，吐如豆羹汁，或吐血之证，如平胃汤（《千金翼方》）。汤者荡也，除寒热易汤剂。

2.《本经》干地黄特有的与现代临床功用不同处：

①主折跌绝筋。本品具有活血通脉，续筋接骨之效，《证类本草》指出：治伤折金疮，为最要之药。《肘后备急方》疗折，四肢骨破碎及筋伤蹉跌，烂捣生地黄熬之，裹所伤处，以竹简编夹之遍，急缚勿令转动，一日一夕，可以十易，则瘥。近人张山雷在《本草正义》指出："地黄……惟破恶血一层，似乎寒凉黏滞性质必无破瘀导滞之功，然凡跌仆敲扑，肌肉血瘀，发肿青紫者，以鲜生地捣烂厚敷，自能去瘀消肿，活血定痛，乃知地黄去瘀自有天然作用，不可误认其腻滞物质而遂疑古人之言。"本品常与当归、羌活、苦参配伍治疗折骨断筋疼痛，如干地黄散（《备急千金要方》）。地黄具有活血通脉作用，《名医别录》谓地黄"补五脏内伤不足，通血脉，益气力"。《伤寒论》中，张仲景用炙甘草汤，治阴血阳气虚弱，心脉失养证。脉结代，心动悸，虚羸少气，舌光少苔，或质干而瘦小者。方中重用生地黄滋阴养血，活血通脉为君，配伍炙甘草、人参、阿胶、桂枝等，诸药合用，使气血充足，阴阳调和，心脉通畅，则心动悸、脉结

代,皆得其平。

②逐血痹。本品具有祛逐血痹之功效,《本草崇原》曰:地黄味甘质润,补中焦之精汁也。血痹,犹脉痹。逐血痹者,横纹似络脉,通周身之经络也。临床上地黄常与萆薢、薯蓣、牛膝等配用,治疗血痹,肢体肌肤麻木不仁,如干地黄丸(《圣济总录》)。还可与山茱萸、泽泻、牛膝等合用,治风痹,血痹,游走无常处,如山茱萸丸(《圣济总录》)。与玄参、苦参、当归等药配伍,可用于血痹,冷麻半肢,血枯气败,如二八济阳丹(《解围元薮》)。

③积聚。本品具有消除积聚之功效,《本草易读》曰地黄"消瘀通经,润燥开结"。汉代名医张仲景《金匮要略》之名方大黄䗪虫丸,治瘀血内停,腹部肿块,肌肤甲错,目眶黯黑。此方润以濡其干,虫以动其瘀,通以去其闭,而仍以地黄、芍药、甘草和养其虚,攻血而不主专于血。其中地黄发挥了既能润燥开结,又可除积聚之功。临床上地黄常与天门冬、白术、蜀椒等药合用,治虚劳,心腹积聚,胁肋刺痛,肌体羸瘦,如大通丸(《圣济总录》)。

④除痹。本品具有祛除痹邪之功效。叶天士《本草经解》曰:"地黄味甘益脾,脾血润则运动不滞,气寒益肾,肾气充则开合如式,血和邪解而痹瘳矣。"地黄与天麻、羌活、当归等药同用,治风湿痹痛,经脉不利,手足麻木,步履艰难,腰腿痛或筋脉抽掣,如天麻丸(《素问病机气宜保命集》)。地黄也常与独活、桑寄生、杜仲等药同用,治痹证日久,肝肾两亏,气血不足,腰膝疼痛,肢节屈伸不利,或麻木不仁,如独活寄生汤(《备急千金要方》)。

⑤久服,轻身不老。本品具有轻身延年之功效。《本草经解》曰:"久服气寒益肾,肾气充所以身轻。味甘益脾,脾血旺则华面,所以不老。"地黄常与山茱萸、白茯神、五味子等药合用,治年高之人阴虚,筋骨柔弱无力,面无光泽或暗淡,食少痰多,或喘或咳,或便溺数涩,阳痿,足膝无力;肾气久虚,形体瘦弱无力,憔悴盗汗,发热作渴;虚火牙齿痛浮、耳聋及肾虚耳鸣,如八仙长寿丸(《寿世保

元》)。《本草求真》曰:"久服轻身不老,止是病去身安力健之词,未可因此认为辟谷成仙属实也。"

【临床应用】

1. 关节炎。每日用生地 90g 间歇煎服,治疗风湿及类风湿性关节炎 23 例,获较好疗效。[天津医药,1966(3):209]

2. 中老年骨折。中老年骨折患者,整复固定后,六味地黄丸口服,1 次 9g,1 日 2 次,连续服用 3 个月。可缩短骨痂形成时间,增加骨痂形成数量,提高骨密度,增强碱性磷酸酶活性,可更好地调节骨代谢,改善骨结构。[长治医学院学报,2013,7(2):141]

3. 红斑狼疮性肢痛。处方组成:生地 120g,黄芩 60g,苦参 30g,水煎服,治疗本病 20 例,临床全部治愈。10 天内治愈 13 例,11~30 天治愈 5 例,1~3 个月治愈 2 例。[山东中医杂志,1981(2):93]

4. 功能失调性子宫出血。处方组成:生地黄 60g、黄酒 500ml,为 1 天剂量。生地黄 60g 收入砂锅或铝锅中,先加黄酒 375ml,再加冷水 125ml,用文火煮开,水开后掀开锅盖任其挥发,煎至药液剩 100ml 左右,倒在杯里,然后将剩下的 125ml 黄酒加冷水 250ml,倒入锅内,用上述同样方法,进行第 2 次煎煮,亦煎至药液 100ml;两次药液混合,放红糖少许调味,分早晚 2 次口服。7 天为 1 个疗程,结果治疗 48 例功能失调性子宫出血,全部有效。[中国中西医结合杂志,1991,11(3):176]

【药理研究】

1. 促进造血作用。具有增加血红蛋白含量、提高机体造血功能、增强红细胞变形能力的作用。

2. 降血糖作用。可间接降低血糖,防治糖尿病并发症。

3. 对免疫系统具有双向调节作用。

4. 具有抗氧化作用、神经保护作用。

5. 能改善缺血 - 再灌注引起的急性肾衰大鼠的肾功能,调节骨吸收。

6. 抗肿瘤作用。地黄具有抑制肿瘤细胞活性,达到抗肿瘤效果的作用。

7. 抗衰老作用。地黄可有效促进机体抗氧化,延缓细胞衰老。

【临床医案】

张某,男,49 岁,机关干部。1968 年秋出现肝区疼痛不适,食欲减退,疲乏消瘦。1970 年 1 月突发高烧,体温达 40℃,昏迷 24 小时,伴有呕吐、抽搐等症状,入院检查:肝肋下 4.5cm,血压 110/56mmHg,血清总胆红素 239.4μmol/L(黄疸指数 14 单位),谷丙转氨酶 220U/L。经治疗症状缓解出院。1 个月后,又因高烧、昏迷、肝区疼痛、恶心、腹泻入院治疗。此后即常常反复发作,屡经中西医治疗无效。1972 年发现脾肿大,伴有肝臭味,肝区疼痛,经某医院检查确诊为早期肝硬化。于 1972 年 10 月来诊。脉大数有涩象,面黧黑,舌边尖红有瘀斑,目黄、胁痛。肝炎虽然多数由湿热为患,但日久失治可以有多种转归,或肝肾阴虚,或脾虚肝乘,或阴损及阳,或气阴两虚。当求其本以治,不可概用轻利湿热之剂。此例病久入络,结合舌瘀,面黧黑,胁痛,肝硬,脉有涩象等,诊为血瘀气滞而肝硬,处以大黄䗪虫丸,日 2 丸,早晚各服 1 丸,并用《冷庐医话》化瘀汤,日一帖,药后体力渐增,疼痛渐减,药病相符,遂以此法进退消息,计服大黄䗪虫丸 240 丸,化瘀汤 180 剂,其间服柴芍六君汤加当归、瓦楞、橘叶。1 年后肝脾亦不能扪及,肝功能化验正常,面华神旺,恶心呕吐消失,纳佳食增,于 1974 年 4 月基本痊愈,恢复工作。

[岳美中医话集,中医古籍出版社,1984:71]

(九) 菟丝子

【原文】

味辛,平。主续绝伤[1],补不足,益气力,肥健。汁,去面䵟,久服,明目、轻身、延年。一名菟芦。

【注释】

[1]续绝伤:①指延续断绝的严重伤损,一般都是针对严重的疾病。②指的是续治骨伤科疾病,如治跌打损伤。

【原文串讲】

本品味辛,性平。主治延续断绝的严重伤损和续治跌打损伤,能补其不足,增益气力,可令人肥健。菟丝子汁,可去面皯,长期服用能明目,使身体轻巧、延年益寿。异名菟芦。

【临床解读】

比较《本经》中菟丝子的效用:

古今皆用的效用味辛,平。补不足,汁,去面皯,久服,明目、轻身、延年。

古存今失的效用为主续绝伤,益气力,肥健。

1.《本经》菟丝子功用与现代临床功用相同处:

①味辛,平。本品辛以润燥,性平,为平补阴阳之品。

②补不足。《太平圣惠方》薯蓣丸,用菟丝子与薯蓣、鹿茸、人参等品合用,使补益精气血之力更增,治男子五劳七伤,久虚损,羸瘦,腰脚无力等诸虚不足。

③汁,去面皯。本品外用消风祛斑。《圣济总录》菟丝汁涂方。菟丝苗一握,捣后,绞取自然汁,涂面上。主治面粉渣。《太平惠民和剂局方》中菟丝子丸,菟丝子与泽泻、鹿茸、白茯苓等合用,益颜色。主治五劳七伤,面色黧黑。

④久服,明目。当今临床常用的明目处方益视片、石斛夜光丸、驻景丸等,均含有菟丝子,体现了该品的补肝肾明目之效。

⑤轻身、延年。治早衰的方中颇为常见。《世补斋医书》首乌延寿丹,即以之与何首乌、女贞子、生地等滋养阴血、填精之品同用,其力更增,主治肝肾精血亏虚,未老先衰,须发早白等。

2.《本经》菟丝子特有的与现代临床功用不同处:

①主续绝伤。本品具有续绝伤之功。《本草经疏》曰菟丝子"为补脾肾肝三经要药，主续绝伤、补不足、益气力、肥健者，三经俱实，则绝伤续而不足补矣。脾统血，合肌肉而主四肢，足阳明、太阴之气盛，则力长而肥健"。菟丝子还与鹿茸、蛇床子、远志、熟地黄、干地黄、五味子、肉苁蓉、白茯苓、薯蓣相配伍，主治五劳六极七伤衰损、虚劳衰损，如鹿茸丸（《太平圣惠方》）。亦有以之与补骨脂、续断、当归等品同用，其补血强筋骨之力增加，如《伤科大成》壮筋续骨丹。另外《太平圣惠方》中菟丝子散，菟丝子配甘草、枣肉、桂心、杜仲、麦门冬、生干地黄、肉苁蓉等，主治虚劳不足，阴阳失度，伤筋损脉，腰脊如折。又如《太平圣惠方》薯蓣丸，就用菟丝子与薯蓣、鹿茸、人参等品合用，补益精气血之力更增，治男子五劳七伤，久虚损，羸瘦，腰脚无力等诸虚不足。

②益气力，肥健。本品具有益气力强健身体之作用。《本草经解》提到菟丝子时说："气力者得于天，充于谷。辛甘益脾胃，则食进而气力充也。脾胃为土，辛甘能润，则肌肉自肥也。"《太平圣惠方》中的菟丝子丸，菟丝子与肉苁蓉、鹿茸、蛇床子、牡蛎、天雄、桂心、五味子等合用，主治肾脏虚损，肌体羸瘦，腰脚无力。《普济方》中菟丝子丸，以菟丝子、萆薢、补骨脂、防风、续断、巴戟天等药，主治肾脏虚冷，体瘦，精神不爽，不思饮食，腰脚沉重。菟丝子还常与茴香子、青盐合用，研为末，用浸药酒煮面糊为丸，空心温酒送下，补虚益气，壮元阳，如菟丝子丸（《圣济总录》）。

【临床应用】

1. 骨质疏松症。处方组成：女贞子、菟丝子、枸杞、山药、补骨脂、黄芩、茯苓、牛膝，煎汤口服，每日1剂，连服9~11个月。结果：肾虚骨质疏松者经中医治疗后，肾虚症状均有明显改善，表明中药可抑制骨质疏松症的进一步恶化。[江西中医药，1989（6）：59]

2. 小儿佝偻病。处方组成：菟丝子、黄芪、白术各70g，煎成210ml，装入瓶中备用，1日3次，每次10ml，疗程为2个月。对多

汗、烦躁、夜惊等不同症状及体征有很大改善。［上海中医药杂志，1987（6）：9］

3. 痤疮。处方组成：菟丝子30g，加水500ml，煎取300ml，取汁外洗或外敷患处，1日1~2次，7日为1个疗程，酌用1~2个疗程。效果良好。［浙江中医杂志，1996（4）：179］

4. 精子畸形症。处方组成：菟丝子30g、肉苁蓉15g、枸杞子15g、何首乌20g、熟地20g、五味子15g、山茱萸15g、人参5g、泽泻10g，水煎服，1日1剂，或隔日1剂，1个月为1个疗程。基本治愈率为91.1%。［吉林中医药，1992（5）：10］

【药理研究】

1. 保肝作用。
2. 助阳和增强性活力作用。
3. 增加非特异性抵抗力作用。
4. 抗肿瘤作用。
5. 抗病毒作用。
6. 抗炎作用。
7. 抗不育作用。
8. 抑制中枢神经系统的作用。

（十）充蔚子[1]

【原文】

味辛，微温。主明目益精，除水气[2]。久服轻身，茎，主瘾疹痒，可作浴汤。一名益母，一名益明，一名大札。

【注释】

［1］充蔚子：即今之茺蔚子。

［2］水气：即"水肿"。水气是从病理而言，水肿是从症状而言。体内水分的运行，主要依靠肺气的通调肃降，肾气的开阖调节，脾气的运化转输，其中一脏的功能失常，都能导致水不化气，水分停

留而发生水肿。

【原文串讲】

本品味辛,性微温。主要能明目益精,消除水肿。久服轻身降脂。其茎主瘾疹瘙痒。可作浴汤外洗。异名益母、益明、大札。

【临床解读】

比较《本经》中茺蔚子的效用:

古今皆用的效用有味辛。主明目益精,茎,主瘾疹痒,可作浴汤。

古存今失的效用为微温。除水气,久服轻身。

1.《本经》茺蔚子功用与现代临床功用相同处:

①本品味辛,辛散而兼润。

②主明目益精。茺蔚子凉入肝经,辛以疏风,辛散而兼润。主明目益精,常配黄芩、赤芍、木贼用,如决明子散(《银海精微》)。若配菊花、青葙子等,可用治风热上攻,头痛目赤。

③茎,主瘾疹痒,可作浴汤。茺蔚子茎,为益母草部分,可治疮痈肿毒,皮肤瘾疹,可单用外洗或外敷,亦可配黄柏、蒲公英、苦参等煎汤内服。

2.《本经》茺蔚子特有的与现代临床功用不同处:

①微温。对茺蔚子药性,历代医家论述不同。《本经》曰微温。《名医别录》曰微温、微寒。《本草正义》曰:"《别录》加以'微寒'两字,则亦温亦寒,大是不妥,盖当时以治热证,因而羼入此说,疗血逆者,温和行血,又子能重坠下降,故能平逆,惟主大热头痛心烦,则与温养之性不符,疑有传讹,存而不论可也。"《中华人民共和国药典》定茺蔚子性味辛、苦,微寒。

②除水气。茺蔚子具有除水气、消水肿功效,临床常配伍荆芥、防风、牛蒡子、当归、苍术、蝉蜕、生甘草、木通等,治疗急性肾小球肾炎。全小林教授常用茺蔚子配茯苓、车前子等,治疗中青年高血压常伴有下肢水肿,若为女性更年期患者则多伴手足发胀、午后

水肿。

③久服轻身。本品久服具有轻身降脂功效,据报道应用茺蔚
子治疗高血脂患者15例,效果良好。另有报道临床上用茺蔚子、
三七、川芎、生蒲黄、红花、泽泻、葛根、山楂等配成的散剂,活血养
阴,健脾理气,治疗高脂血症,效果良好。

【临床应用】

1. 高血压。葛根槐茺汤(葛根30g,槐米15g,茺蔚子15g,煎汤
500ml),早晚各服250ml或泡水当茶饮,1个月为1个疗程。效果
良好。[湖北中医杂志,1985(1):27]

2. 子宫脱垂。茺蔚子、枳壳各15g,水煎成100ml,加糖适量,
每天服1剂,30天为1个疗程,效果良好。[中西医结合杂志,
1984,4(4):238]

3. 甲状腺功能亢进。处方组成:茺蔚子、生牡蛎、海藻、昆布、
玄参等,共为蜜丸,每丸10g,每日2~3丸。总有效率90%。[北京
中医,1983(2):51]

4. 肥胖。处方组成:小陷胸汤加决明子、车前子、葶苈子、莱菔
子、茺蔚子,治疗痰湿郁热型肥胖症,水煎服,1天1剂,分2次口服,
15天为1个疗程。效果良好。[辽宁中医杂志,2020,47(12):6]

【药理研究】

1. 兴奋子宫,抗早孕作用。

2. 抗凝血作用。

3. 扩张血管和抗心肌缺血作用。

4. 利尿和抗肾衰作用。

5. 抗氧化作用。

【临床医案】

突发耳聋。林某,男,38岁,工人,1993年5月初诊,诊前5天,
因家事动怒着急,引发耳内轰鸣,以右耳为重,阵阵发作,听力减
退,并心烦,口苦,头痛,夜不能寐,小便微黄,经五官科检查初步诊

断为"突发性耳聋",给予能量合剂、盐酸氟桂利嗪胶囊、维生素等药物治疗。患者由于观念方面的特殊原因,拒绝西药继续治疗,而改用中医,诊查其舌质微红、苔薄黄,脉弦数。中医辨证为肝阳上亢,肝火之邪结聚耳中。耳为清空之窍,清阳交会之所,肝火旺盛,循经上升,以致蒙蔽清窍,窒塞不通,遂成本病。治宜清热泻火,平肝利窍,药用芫蔚子15g,葛根30g,柴胡、黄芩、泽泻各10g,生地20g,龙胆草6g,赤芍12g,服5剂,耳鸣好转,听力稍有恢复,原方出入再5剂,各症基本消失。该病用芫蔚子,旨在发挥其清肝热及行气活血的作用。

［天津中医药,2018,35(5):363］

(十一) 女萎[1]

【原文】

味甘,平。主中风暴热,不能动摇[2],跌筋结肉[3],诸不足。久服,去面黑皯[4],好颜色润泽,轻身、不老。

【注释】

[1]女萎:即玉竹,《吴普本草》曰:"一名葳蕤。"《名医别录》曰:"一名玉竹。"现代统称为玉竹。

[2]不能动摇:此处指中风手足不能运动。

[3]跌筋结肉:跌有挫伤之意,筋指人体的韧带、肌腱、肌肉等。跌筋是指筋肉伤损。结有凝聚、疙瘩之意,肉为肌肉,结肉指肌肉凝结而成的疙瘩肿块。跌筋结肉,此指筋肉伤损甚或肿块。《本草崇原》曰:"跌筋者,筋不柔和,则蹉蹻而如跌也。结肉者,肉无膏泽,则涩滞而如结也。"

[4]面黑皯:皯《诸病源候论·面体病诸候》"人面皮上,或有如乌麻,或如雀卵上之色是也。此由风邪客于皮肤,痰饮渍于腑脏,故生皯黯。"《外科正宗》称"雀斑"。此指面上雀斑色黑。

【原文串讲】

本品味甘,性平。主治中风暴热,四肢拘挛不能转动,筋肉伤损甚或肿块。治诸不足。长久服用,可去面上色黑雀斑,可养颜美色,使皮肤润泽,轻身减肥,延年不老。

【临床解读】

比较《本经》中玉竹的效用:

古今皆用的效用有味甘,平。主中风暴热,诸不足。久服,轻身。

古存今失的效用为不能动摇,跌筋结肉,去面黑鼾,好颜色、润泽,不老。

1.《本经》玉竹功用与现代临床功用相同处:

①味甘,平。《本草崇原》曰:"气味甘平,质多津液,禀太阴湿土之精,以资中焦之汁。"

②主中风暴热。本品既甘润滋养阴液,又性平而偏寒,兼能退热,对素体阴虚,又外感风热,或感风寒,从热而化,而见身热、微恶风寒、干咳少痰、头昏、心烦口干者,用之颇宜。如加减葳蕤汤。

③久服,诸不足,轻身。本品药性甘润,可补诸不足,能养肺阴,又能养胃阴,还能养心阴,治阴虚肺燥有热的干咳少痰,燥伤胃阴,口干舌燥,热伤心阴之烦热多汗。本品具有轻身降血脂作用,现代临床多用于治疗高脂血症。

2.《本经》玉竹特有的与现代临床功用不同处:

①不能动摇。玉竹既能治外风,又可治阴虚内风者,如《外台秘要》近效薏苡仁汤,以之配伍薏苡仁等,主治暴风手足瘫痪,语言謇涩者。另外玉竹还常与怀生地、羚羊角、西羌活、防风、白术等配用,治疗肝脏中风,烦热心疼,肢痿体痛,脉数浮弦紧涩者,如羚羊角散(《医略六书》)。玉竹还常与人参、巴戟天、半夏、乌药、秦艽等配用,治疗痉病,手足牵掣,口眼㖞张者,如九宫汤(《辨证录》)。治中风后左半身不遂,玉竹常配当归、熟地、茯苓、白芥子、山药等,如生血汤(《医学集成》)。

②跌筋结肉。本品具有治疗筋肉伤损甚或肿块的功效。《丸散膏丹集成》的虎骨木瓜酒，以玉竹配虎骨(现已禁用，用代用品)、木瓜、川芎、川牛膝、当归等，主治骨折伤筋后，筋络挛缩疼痛，四肢麻木，痿软无力。《救伤秘旨》的七厘散，以玉竹配地鳖虫、血竭、硼砂、蓬术、五加皮等，陈酒冲服，主治跌打损伤，瘀血攻心者。玉竹还常与党参、当归、青皮、香附、僵蚕等配用，治疗妇女乳中生结核，初如梅，渐如李，不大痛者，如化坚汤(《医门补要》)。

③去面黑黚，好颜色润泽。玉竹还可润泽皮肤，消散皮肤慢性炎症。《本草崇原》认为玉竹"久服则津液充满，故去面上之黑黚，好颜色而肌肤润泽"。可见玉竹在古代，常被视为补虚强壮、延寿美颜的重要药物。如《圣济总录》的升麻汤，以玉竹配升麻、射干、川芎、人参、赤小豆、生姜、麦门冬等，消痹蠲热，润悦颜色，主治面颜脱色，脉空虚，口唇色赤干燥。《太平圣惠方》中白附子丸，玉竹常配白附子、白芷、杜若、赤石脂、桃花、杏仁等，食后以温牛乳一合送下，久服令人面洁白媚好。据报道，临床用玉竹面膜干预女性干性肤质面部皮肤含水量结论：玉竹面膜对干性肤质女性面颊部含水量有正性干预的作用，能确切提高干性肤质含水量，从而增加皮肤弹性和光泽。

④不老。玉竹具有抗衰老作用。有实验证明，玉竹具有清除机体代谢产生的自由基，延缓衰老的功能。玉竹常与芡实、人参、山药、莲米、茯苓等配用，随意调服，可大养脾胃，长服益寿延年，如八仙糕(《医学集成》)。李时珍每用玉竹治"一切不足之症，用代参芪，不寒不燥，大有殊功"。

【临床应用】

1. 中风。处方组成：生黄芪 30g，玉竹 40g，石斛、丹参、鸡血藤、白芍、肉苁蓉、地龙各 30g，熟地、山药、钩藤、黄精、怀牛膝各 18g，当归、远志各 15g。水煎服，40 天为 1 个疗程。效果良好。[四川中医，1986(3)：33]

2. 心力衰竭。以玉竹 25g 水煎服,每日 1 剂,治疗风湿性心脏病,冠状动脉粥样硬化性心脏病和肺源性心脏病引起的心力衰竭 5 例,在服药后 5~10 日内心衰得到控制,此 5 例均停用洋地黄制剂,仅配用氨茶碱及氢氯噻嗪。[科技通讯,1978(11):26]

3. 高血压。用肥玉竹 500g,加水 13 碗,文火煎至 3 碗,分多次 1 天服完,每日 1 剂,以此法治疗 1 例高血压心脏病患者,共用 10 剂,痊愈出院,随访 9 个月未见复发。作者还曾用玉竹治疗其他阴虚型高血压,有独到之功。[广东中医,1962(4):28]

【药理研究】

1. 降血糖作用。
2. 调节免疫作用。
3. 抗氧化作用。
4. 抗衰老作用。
5. 抗肿瘤作用。

【临床医案】

吴某,男,56 岁。1994 年 4 月 20 日初诊。患者 1 月前出现左侧肢体不遂,语言謇涩,左手麻木,头痛头晕,心烦失眠,身倦乏力。曾服温胆汤、镇肝熄风汤等中药,病情无好转,左侧肢体不遂逐渐加重。查体:反应迟钝,面红目赤,左侧鼻唇沟变浅,左上下肢肌力 0 级,肌张力减弱。舌红无苔,脉细涩。辨证为气阴两虚,痰瘀阻络。重用玉竹治之,自拟毓灵汤:玉竹 60g,熟地、当归各 30g,山茱肉、天花粉、党参、乌梅、丹参、地龙、白芥子、茯苓等各 15g。水煎服,12 剂后左手指能轻微活动,继以上方加减,服药 60 剂,左侧肢体灵活,诸症消失。

[浙江中医杂志,1997(2):55]

(十二) 茈胡[1]

【原文】

味苦平,主心腹,去肠胃中结气,饮食积聚,寒热邪气,推陈致新[2]。久服轻身,明目,益精,一名地熏。

【注释】

[1]茈胡:茈胡即柴胡。①《神农本草经》中柴胡指两种柴胡,即柴胡和银柴胡。汉代至宋代柴胡与银柴胡有经常混用的情况,认为银州为柴胡的道地产区,而银州地区柴胡与银柴胡均产。一直到明代,《本草经疏》指出不同,清始分开,列为两种药。②宋代及之前,柴胡药材主流为狭叶柴胡(南柴胡),明代北柴胡逐渐成为主流品种。《伤寒论》方中和解少阳的大、小柴胡汤,张仲景用南柴胡。对于治脾虚劳倦的补中益气汤,治妇人肝郁劳弱的逍遥散、青蒿煎丸少佐柴胡,俱用软柴胡也。医者当明辨而分治可也。

[2]推陈致新:本指谷仓推去陈米,换储新米。后引申指去掉旧事物之糟粕,取其精华,以创造新事物。中医最早是在《神农本草经》中的芒硝、大黄、柴胡中,明确提出"推陈致新"观点的。《本草经解》曰:"柴胡得天地春升之性,入少阳以生气血,故主推陈致新也。"

【原文串讲】

本品味苦,性平,主心腹之症,能去肠胃中结气,治饮食积聚,可祛寒热邪气,推陈致新。长久服用可轻身,明目,能益精,异名地熏。

【临床解读】

比较《本经》中柴胡的效用:

古今皆用的效用为味苦平,主心腹,寒热邪气,推陈致新。

古存今失的效用为去肠胃中结气,饮食积聚。久服轻身,明目,益精。

1.《本经》柴胡功用与现代临床功用相同处:

①味苦平。本品味苦,性平。味苦能泄,性平和解少阳。

②主心腹。本品性善条达肝气,疏肝解郁。治疗肝失疏泄,气机郁阻所致的胸胁或少腹胀痛、情志抑郁、妇女月经失调、痛经等

症,常与香附、川芎、白芍同用,如柴胡疏肝散(《景岳全书》)。

③寒热邪气,推陈致新。柴胡善于祛邪解表退热和疏散少阳半表半里之邪。若伤寒邪在少阳,寒热往来、胸胁苦满、口苦咽干、目眩,本品用之最宜,为治少阳证之要药,还常与黄芩同用,清半表半里之热,入少阳以生气血。共收和解少阳之功,如小柴胡汤(《伤寒论》)。

2.《本经》柴胡特有的与现代临床功用不同处:

①去肠胃中结气,饮食积聚。本品具有舒气行滞消食之功效。《本草经解》曰柴胡"其主饮食积聚者,盖饮食入胃,散精于肝,肝之疏散,又借少阳胆为生发之主也,柴胡升达胆气,则肝能散精,而饮食积聚自下矣"。临床上柴胡常与人参、白术、赤茯苓等药合用,主治脾胃不调,宿食留滞,腹胀发热,呕逆酸水,日渐羸瘦,如人参柴胡汤(《圣济总录》)。现代临床上有报道小柴胡汤用治疗慢性胃炎 70 例,有效率 93%。

②久服轻身。《本草经解》指出:柴胡得天地春升之性,久服清气上行,则阳气日强,所以身轻。柴胡有较好的抗脂肪肝作用,柴胡皂苷有降低血浆胆固醇药理作用,大柴胡汤治疗无症状性高脂血症有效。

③明目。《本草蒙筌》曰柴胡"引清气顺阳道而上行,更引胃气司春令以首达。亦堪久服,明目轻身"。《本草经解》认为柴胡使五脏六腑之精华上奉,所以明目。临床上柴胡常与大黄、决明子、泽泻等药合用,主治眼赤息肉,生翳膜,漠不见物,如柴胡汤(《圣济总录》)。唐代《备急千金要方》以柴胡六铢,决明子十八铢为末,人乳汁和敷目上,治眼目昏暗。明代《本草纲目》谓其可治"目昏赤痛障翳"。对风邪上袭,肝火上炎,肝郁及清阳不升、目失充养之目疾,柴胡可达上散风邪,泻肝,解郁或升阳,故可用治多种目疾,如《证治准绳》拨云散。柴胡注射液也可治疗单纯疱疹性角膜炎,能促进溃疡愈合,使后层皱褶及实质层浸润水肿消失,有助于恢复

视力。

④益精。《本经逢原》曰:"明目益精,皆指银夏者而言。非北柴胡所能也。"益精为银柴胡之功,治虚劳肌热骨蒸。如《本草正义》引赵恕轩言:"热在骨髓,非银柴胡莫疗,则以治虚劳肌热,骨蒸热,劳疟,热从髓出及小儿五疳羸热,盖退热而不苦泄,理阴而不升腾,固虚热之良药。"用治骨蒸劳热,常与胡黄连、秦艽、鳖甲、地骨皮、青蒿、知母、甘草同用,即《证治准绳》清骨散。

【临床应用】

1. 高脂血症。平肝降压方(石决明、夏枯草、柴胡、大黄等)早晚煎服,1日1剂,同时服维生素C 100mg、维生素B$_1$ 10mg,1日3次,总疗程为4周。观察71例,症状疗效总有效率为74.29%。[湖南中医杂志,1990(1):5]

2. 结肠激惹综合征。处方组成:秦艽、萆薢、补骨脂、煨诃子、党参各12g,茯苓、焦白术、山药各15g,砂仁3g,陈皮10g,黄芪15g,升麻10g,柴胡10g。水煎服,日1剂,早晚温服。1个月为1个疗程。效果良好。[广西中医药,1984(6):15]

3. 腰纤维组织炎。用新加柴胡独活汤[柴胡6g,苍术15g,防风、独活、川芎、青皮各10g,炙甘草、制川乌(先煎)、细辛各3g]。每天1剂,2次煎服。15天为1个疗程,连服2~3个疗程。效果良好。[四川中医,1991(4):31]

【药理研究】

1. 抗惊厥作用。

2. 解热镇痛,镇静作用。

3. 抗炎作用。

4. 有保护肝细胞和促进肝脏中脂质代谢作用。

5. 抗病原体作用,对流感病毒也有抑制作用。柴胡还有抗结核菌作用。

6. 使血中脂肪量降低,有抗脂质过氧化的作用。

7. 抗辐射作用。

【临床医案】

患者,女,13 岁。右眼红痛、羞明、流泪 2 天。右颞侧太阳穴胀痛,胸胁烦满,口苦纳呆。检查:右眼睑轻度浮肿,颞侧结膜充血,距角膜缘外侧 2mm 处有一淡红色颗粒隆起,形圆似粟,周围绕以赤脉,右耳前淋巴结轻度肿大。舌红苔薄黄,脉弦数。西医诊断为"泡性结膜炎"。此为邪在少阳,经脉不利,痰气郁结。治以小柴胡汤加味,和解少阳,利气散结。处方:柴胡、沙参各 12g,法半夏、黄芩、蒺藜各 10g,荆芥、大枣、生姜各 6g,甘草 3g。水煎。服 2 剂后头痛瘥,右眼赤涩顿减,疱疹渐退。前方去荆芥,加夏枯草 1.5g,玄参 10g,续进 3 剂,诸症悉退。

［中国社区医师,2006（1）:39］

（十三）独活

【原文】

味苦平。主风寒所击,金疮止痛,贲豚[1],痫痓[2],女子疝瘕。久服,轻身耐老。一名羌活,一名羌青,一名护羌使者。

【注释】

［1］贲豚:病名。亦作奔豚,又称奔豚气。其证从少腹上冲心下或咽喉,如豚之奔走,故名。

［2］痫痓:痫痓指因癫痫发作而筋脉抽搐拘挛之类病症。

【原文串讲】

本品味苦性平。主治风寒所击之金疮,止痛力强,治奔豚气,又治癫痫发作而筋脉抽搐拘挛及女子疝瘕。长久服用轻身耐老。异名羌活、羌青、护羌使者。

【临床解读】

比较《本经》中独活的效用:

古今皆用的效用为味苦平。主风寒所击,止痛。

古存今失的效用为金疮,贲豚,痫痓,女子疝瘕,久服轻身耐老。

1.《本经》独活功用与现代临床功用相同处:

①味苦平。味苦燥湿,性平微温散寒。

②主风寒所击。本品功善祛风湿,止痹痛,为治风湿痹痛主药,凡风寒湿邪所致之痹证,无论新久,均可应用。

③止痛。独活有较好的止痛作用,除为治风湿痹痛的良剂外,亦可用治头痛、牙痛及胁痛等痛证。

2.《本经》独活特有的与现代临床功用不同处:

①金疮。《本草正义》曰:"独活为祛风通络之主药,《本经》主风寒所击,祛风之正治也。主金疮止痛,盖指风邪外袭之破伤风,则能祛风而止其痛。非能止血脱发热之疮痛也。"独活常与当归、牛膝、川芎等药合用,主治打扑伤损,折骨出臼,金疮破伤,如止痛药(《证治准绳·疡医》)。又如《证治准绳·疡医》中的黄末子,由独活与川乌、草乌、降真香、枫香、肉桂、姜黄、乳香、当归等合用,主治打扑伤损,折骨碎筋,瘀血肿痛。《普济方》中黄气膏,独活配苍术、赤芍、白芷、当归、苦参、乳香、天花粉等,主治擮仆闪肭,打仆伤损。

②贲豚。《本草经疏》:"奔豚者,肾之积,肾经为风寒乘虚客之,则成奔豚,此药本入足少阴,故治奔豚。"临床上羌、独活常与木香、槟榔、川芎、桂枝等药合用,主治胃气虚弱,饮食无味,上膈寒壅冷积,奔豚气痛,如木香槟榔丸(《圣济总录》)。

③女子疝瘕。《本草经疏》曰独活"女子疝瘕者,寒湿乘虚中肾家所致也,苦能燥湿,温能辟寒,辛能发散,寒湿去而肾脏安,故主女子疝瘕"。临床上独活常与白茯苓、乌头、薏苡仁、柏子仁等药合用,主治肝痹,两胁下满,筋急不得太息,疝瘕四逆,抢心腹痛,目不明,如补肝汤(《圣济总录》)。

④痫痓。本品善入肾经而搜伏风,《本草经疏》曰:"痫与痓皆

风邪之所成也,风去则痫痉自愈矣。"《幼幼新书》中的独活汤,独活、麻黄、人参、大黄四味,煎九合,分3次服,主治小儿痫,手足瘈疭,十指颤,舌强。《全生指迷方》中的独活汤,独活与荆芥穗二药合用,主治风痉,风客经脉,忽然牙关紧急,手足瘈疭,目直视。

⑤久服轻身耐老。《本经》认为上品药,主养命以应天,无毒。多服、久服不伤人。欲轻身益气,不老、延年者,本上经。但汉代指的"轻身延年"还含有道教中追求的所谓"登仙"的迷信思想。故绝大部分归入上品的药物都冠以轻身、延年之功效。实际上不少上品药并没有轻身、延年临床应用,独活亦如此。

【临床应用】

1. 失眠。处方组成:独活30g,朱砂、琥珀各6g,共研为末,混匀后装入2号空心胶囊内,每晚睡前2小时服胶囊6粒,连服10天。总有效率97.6%。[湖北中医杂志,1991,13(2):6]

2. 高血压。磁石降压煎(磁石、桑枝、蔓荆子、白蒺藜、独活等)浸泡双足,每次浸泡1小时,治疗20余例,多数病例用此法浸泡1~3次血压即开始下降,有的可降至正常。[四川中医,1988(3):23]

3. 神经性皮炎。用大风子、苍术、黄柏、苦参、防风、独活、五倍子、白鲜皮各等量,上药拌匀后分装两布袋,放蒸笼内蒸热,敷于皮肤上,冷却后另换一热袋,交替热敷1小时左右,每日1次直至痊愈,效果良好。[常见病中草药外治疗法,福建科学技术出版社,1986:109]

【药理研究】

1. 降压作用。

2. 解痉作用。

3. 镇痛、镇静作用。

4. 抗炎作用。

5. 抗菌作用。

【临床医案】

患者,女,59岁,2012年3月15日初诊,症见:气从心下向上窜逆,上冲咽喉,心下胀满,惊慌不安,不能自已,伴有周身冷汗,持续数分钟后,复如常人。刻诊:面色黧黑,形体肥胖,平素急躁易怒,常感头晕胀痛,耳鸣眼花,全身时有汗出,痰多色白,失眠多梦,纳可,夜尿频,大便干结,腰部冷痛、僵硬,口唇紫黯,舌黯红、苔薄,脉沉细。追问病史,患者30多年前上山下乡,劳累,哺乳期受风寒湿邪,后觉膝关节疼痛,腰冷痛、僵硬。在当地某医院诊断为风湿性关节炎,但治疗较少,后来因惊恐之后,常觉有气自心下上冲,胸胁胀痛,数分钟后,自行缓解。今年春天,突然感觉症状有所加重,发作较前频繁,每天进食时都感到气上冲胸,发作时周身汗出,继而复如常人,日日反复,家人甚为焦急,故到多所医院进行全身体检,无明显异常。后经治疗(药物不详),疗效不显。辨证分析:此患者受风寒湿邪已久,三邪痹着于血脉,深伏于筋骨,气血运行受阻,久而久之,消耗气血,损伤肝肾,肝肾两亏,又受惊恐,致气机逆乱,故上冲而发为奔豚。

治法:祛风寒湿,止痹痛,益肝肾,补气血,兼以降逆气。

方拟:独活寄生汤合桃红四物汤加减。独活6g,桑寄生9g,秦艽9g,防风6g,细辛3g,当归10g,川芎6g,生地黄9g,白芍15g,桂枝18g,茯苓6g,杜仲6g,牛膝10g,党参9g,桃仁6g,红花6g,枳壳6g,桔梗6g,柴胡6g,生甘草3g。3剂,水煎服。

二诊:2012年3月18日,患者奔豚症状基本消失,连续3天排出黑臭烂稀便,之后二便复归正常,但觉口渴甚,失眠多梦,睡后易惊醒,汗出多,证属气阴两虚。治宜益气养血安神,滋阴清热。方以酸枣仁汤合生脉散加减,3剂,水煎服。

三诊:2012年3月22日,诸症基本消除,饮食调理善后,随访9个月,未复发。

[中医药导报,2013,19(6):114]

（十四）木香

【原文】

味辛。主邪气,辟毒疫温鬼[1],强志。主淋露[2]。久服,不梦寤魇寐[3]。

【注释】

[1]辟毒疫温鬼:辟为驱除之意,毒疫,指中医的毒气、疫疠,为传染极强的致病邪气。温鬼,在此温指温病,鬼指时疫如鬼,隐伏难测。辟毒疫温鬼,为驱除毒气疫疠温病之病邪。

[2]淋露:《研经言》指出淋通疲,露通羸。《说文解字》羊部:"羸,瘦也。"《本草经考注》认为类似"传尸"。在此是指羸弱疲困传尸之类疾病。

[3]梦寤魇寐:梦,指做梦、梦幻。寤,指睡梦之中,半梦半醒。梦寤为"梦多且半梦半醒"。魇,指梦中惊叫,或觉得有什么东西压住,不能动弹。寐指睡着,魇寐为"睡中惊恐"。梦寤魇寐,在此是指睡眠梦多且半梦半醒,睡中惊恐之类疾病。

【原文串讲】

本品味辛,性温。主治邪气外侵,驱除毒气疫疠温鬼之病邪。能安定神志,主治羸弱疲困传尸之类疾病。长久服用,不会出现梦多且半梦半醒,睡中惊恐的症状。

【临床解读】

比较《本经》中木香的效用:

古今皆用的效用有味辛。主邪气。

古存今失的效用为辟毒疫温鬼,强志。主淋露。久服,不梦寤魇寐。

1.《本经》木香功用与现代临床功用相同处:

①味辛。能行能散,功专行气散滞。

②主邪气。主治邪气外侵之脘腹胀痛,泻痢后重。

2.《本经》木香特有的与现代临床功用不同处：

①辟毒疫温鬼。本品具有驱除温毒疫疠病邪之功。《本草正义》曰："木香，芳香气清而味厚……辟毒疫温鬼，芳香得以辟除秽恶、疫疠为害，无非阴霾恶臭，足以病人，木香芳烈，自可消除秽浊之气。"临床上木香常与麻黄、桂枝、荆芥、防风、当门子、川黄连等配用。治疗伤寒时行瘟疫，寒热头痛，胸闷髀酸，身热神昏，谵语气逆，痰涎壅塞，一切咽喉急证，小儿痧痘，时疹，急慢惊风。如玉雪救苦丹（《良方合璧》）。木香还与槟榔、青橘皮、桂、桃仁、人参等配用。治疗中恶、霍乱，心腹痛，烦闷。如木香散（《圣济总录》）。若治时气热毒痢脓血，腹中疼痛之症，木香可与黄连、青皮、栀子、地榆等合用，如《太平圣惠方》中木香散。

②主淋露。本品具有理气醒脾之功，可治羸弱疲困症。《日华子本草》提到木香"健脾消食，疗羸劣"。木香常与人参、茯神、白术、黄芪等配用，治疗思虑太过，心烦意乱，食少神疲，四肢倦怠，如一志汤（《医醇剩义》）。《圣济总录》二香丸中，木香配槟榔、吴茱萸、当归、陈橘皮、诃黎勒皮、生姜，治疗脚气妨闷，不下食，瘦弱腹痛者。

③强志，久服，不梦寤魇寐。木香既能醒脾气，又能强志安神。《本草经解》指出木香"久服则阳胜，阳不归于阴，故不梦寤。阳气清明，阴气伏藏，故不魇寐也"。《医方考》认为木香："可以醒脾，则夫木香之香燥，又可以调气于心脾之分矣。心脾治，宁复有健忘者乎"。值得注意的是，在《神农本草经》中记载的"久服不梦寤魇寐"并未得到很好的承袭与发挥，大多医家忽视了木香的这一作用。如在治疗健忘的归脾汤的方解中，就忽视对木香安神作用的认识。认为归脾汤中木香理气醒脾，能防益气补血药滋腻碍胃，为佐制药。实则木香在归脾汤中起的作用是既醒脾气，又宁心安神。木香常与茯苓、麦冬、人参、黄连、白术、紫苏等配用。治疗妊娠无外感症，血虚内热乘心，忽然心悸如怔忡状，醒则烦闷，睡则多惊，

或卧中言语恍惚者。如大圣茯苓散(《陈素庵妇科补解》)。

【临床应用】

1. 预防麻疹。复方紫草根煎剂(紫草根、白术、木香),主药紫草根的用量是 6 个月至 1 岁 1.8g,1 岁以上至 2 岁 2.4g,2 岁以上每增加 1 岁递增 0.6g。以上均为 1 日量,分 3 次服,连服 4 天。对预防麻疹的保护率为 90.2%。[江苏中医,1957(1):18-21]

2. 结核性腹膜炎。方药组成为川朴、木香、赤芍、乌药、桃仁、炒莱菔子、芒硝、番泻叶,以行气、活血、通痹、攻下,总有效率 92.5%。[中华医学会第六届全国结核病学术大会论文汇编,2000:262]

3. 脑外伤综合征。用归脾汤(远志、酸枣仁、茯苓各 15g,党参 12~15g,黄芪、白术、当归各 10~12g,木香 3g,龙眼肉 6~10g,炙甘草 3~6g,干姜少量),水煎服。治疗脑外伤后综合征 88 例,痊愈 41 例,显效 30 例,无效 17 例。[新医药学杂志,1977(9):23]

4. 痫证。将白矾、蚤休、郁金、木香、香附、朱砂等研为末冲服,效果较好。[广西中医药,1981~1985《全国医药期刊验方选编》增刊:47]

【药理研究】

1. 抗菌作用。

2. 解痉镇痛作用。

3. 抗胃溃疡作用。

4. 抗肿瘤作用。

5. 调节胃肠运动作用。

(十五)泽泻

【原文】

味甘,寒。主风寒湿痹,乳难[1]。消水,养五脏,益气力,肥健。久服,耳目聪明,不饥、延年轻身,面生光,能行水上。一名水泻,一名芒芋,一名鹄泻。

【注释】

[1]乳难:见(二)滑石,注[2]。

【原文串讲】

本品味甘,性寒。主治风寒湿痹,女子难产,乳汁不通,能消水肿,滋养五脏,补益气力,使肌肉充而肥健。久服,聪耳明目,耐饿不饥,延年益寿,轻身降脂,令人面生光泽,身轻如燕,同在水上行走。异名水泻、芒芋、鹄泻。

【临床解读】

比较《本经》中泽泻的效用:

古今皆用的效用有味甘,性寒。消水,轻身,能行水上。

古存今失的效用为主风寒湿痹,乳难,养五脏,益气力,肥健。久服,耳目聪明,不饥、延年、面生光。

1.《本经》泽泻功用与现代临床功用相同处:

①味甘,性寒。性味甘淡,入肾、膀胱而"消水"。性寒,泄肾、膀胱两经之热。

②消水。泽泻具有利水消肿的功效。其利水作用较强,治疗水湿停蓄之水肿、小便不利。

③轻身,能行水上。本品具有轻身降脂、利水消肿的功效。久服令人身轻如燕,如同在水上行走。

2.《本经》泽泻特有的与现代临床功用不同处:

①主风寒湿痹。本品具有主风寒湿痹之功效。《本草经解》曰泽泻"其主风寒湿痹者,风寒湿三者合而成痹,痹则血闭而肌肉麻木也,泽泻味甘益脾,脾湿去,则血行而肌肉活,痹症瘳矣"。临床上泽泻常与羌活、防风、柴胡等药合用,主治风寒湿热四气成痹,如羌活除湿汤(《症因脉治》)。常与桂、附子、石斛、牛膝等药合用,主治肾虚骨痹、面色萎黑、足冷耳鸣、四肢羸瘦、脚膝缓弱、小便滑数,如补肾热干地黄丸(《圣济总录》)。

②乳难。本品具有治乳难之功效。《本草正义》指出此药功用，惟在淡则能通，其能治乳难者，当以娩。"泽泻味甘寒。主风寒湿痹，凡挟水气之疾，皆能除之。乳难，乳亦水类，故能通乳也。"《医学文选》杂志记载：用漏芦3g、泽泻2g、瞿麦3g、当归3g、川芎3g、三棱2g、生地3g等煎服，1日2次，可治产后乳汁缺乏。泽泻善通利下行，亦治难产。《圣济总录》的泽泻汤，泽泻配瞿麦、榆白皮、甘草、肉桂、木通、牛膝，主治难产。

③养五脏，益气力，肥健。《本草经解》曰："其主养五脏益气力肥健者，盖五脏藏阴者也，而脾为之原，脾主肌肉而性恶湿，泽泻泻湿，湿去则脾健，脾乃后天之本，所以肌肉长而气力益，阴血充而五脏得所养也。"临床上泽泻常与细辛、续断、秦艽、黄芪等药合用。主治气虚，手足厥逆，三焦不顺，如泽泻汤（《圣济总录》）。《本草衍义》认为"泽泻行水泻肾"，故临床上宜与补药相配。《本草备要》曰："六味丸有熟地之温，丹皮之凉，山药之涩，茯苓之渗，山茱之收，泽泻之泻。补肾而兼补脾，有补而必有泻，相和相济，以成平补之功，乃平淡之神奇，所以为古今不易之良方也。"

④久服，耳目聪明。《本草崇原》指出："五脏受水谷之精，泽泻泻泽于中土，故养五脏。肾者作强之官，水精上资，故益气力。"临床上泽泻常与熟地黄、干地黄、五味子、丹参、玄参等药合用。主治肾间有水，耳聋经年不愈，如泽泻汤（《圣济总录》）。又可与青葙、杏仁、茺蔚子、枸杞子等药合用，主治眼暗。如《备急千金要方》中的补肝丸。泽泻与茺蔚子、菟丝子、石斛、地肤子、五味子、干地黄相配，主治脏腑夹热，冲发于目，津液结滞而成眵暖。泽泻常与升麻、知母、柴胡、栀子仁、芍药、决明子配伍，治疗小儿眼赤痛，有脓，壮热，如泽泻汤（《幼幼新书》）。

⑤延年，不饥，面生光。《本草经解》曰："肾者胃之关。关门固所以不饥，肾气纳，所以延年轻身也。"《本草崇原》曰："久服耳目聪明者，水济其火也。不饥延年者，水滋其土也。"宋代王怀隐《太

平圣惠方》指出:取泽泻捣细罗为散,水调服之。百日身轻百倍,久服强壮,面光泽。《饲鹤亭集方》中的茸桂百补丸,泽泻配伍鹿茸、肉桂、党参、首乌、菟丝子、杜仲等,以添精补髓,悦颜多嗣。主治元阳不振,督肾虚损,脾胃虚弱,阳痿精冷,筋骨酸软,血脉不充者。泽泻还常配净鱼鳔、牡蛎、蛤粉、鹿角胶、沙苑蒺藜、人参等,治疗身体虚弱,未老先衰,四肢无力,精神倦怠,面黄肌瘦。如参茸广嗣鱼鳔丸(《全国中药成药处方集》)。

【临床应用】

1. 脂肪肝。降脂益肝汤(泽泻、生首乌、决明子、虎杖等)水煎服,1天1剂,30剂为1个疗程。效果良好。[中医杂志,1989,30(4):216]

2. 中耳积液。用加减泽泻汤(泽泻、茯苓各15~30g,石菖蒲10~15g)辨证加减,治疗75例,81只耳,60只耳痊愈,占74.1%,6只耳显效,7只耳有效,8只耳无效。[上海中医药杂志,1981(9):527]

3. 出血性眼病。复方荠菜饮(药用荠菜60g,白茅根60g,旱莲草25g,丹参、蒲黄、生地、地榆各30g,每日1剂)治疗外伤性前房出血加三七、防风、大黄,有较好疗效。[湖南中医学院学报,1989,9(3):128]

【药理研究】

1. 利尿作用。

2. 对急、慢性炎症的抑制作用。

3. 降血脂、抗脂肪肝作用。

4. 对肝脏的保护作用。

5. 增加冠状动脉流量。

6. 轻度降压作用。

【临床医案】

患者,男,43岁,2001年7月6日初诊。体胖,素嗜烟酒。1个月前忽感右足大踇趾疼痛,行路困难,渐渐红肿热痛,疼痛剧烈,夜间尤甚。外科检查否认血管病。实验室检查:甘油三酯4.25mmol/L,尿酸533μmol/L。舌尖偏红,苔黄,脉弦细。西医诊断为痛风(急性关节炎期),曾服秋水仙碱,但头晕恶心等不良反应较大,改用中药治疗。中医辨证:湿热闭阻经脉关节。治法:清热利湿,活血行痹。处方:白虎汤合四妙散加味。方药:生石膏30g,盐知母10g,盐黄柏10g,苍术10g,薏苡仁20g,牛膝10g,威灵仙10g,土茯苓20g,秦艽10g,丹参10g,车前子10g,萆薢10g。7剂,水煎服。

7月13日二诊,患者疼痛微觉减轻,但局部红肿疼痛仍存在,复查尿酸513μmol/L。舌红苔黄,脉细数。上方加泽泻20g,继服7剂。7月20日三诊,患者疼痛明显减轻,红肿渐退,但局部皮肤微热,舌红少苔,脉细数。再次复查尿酸430μmol/L。上方石膏剂量减半,继服14剂症状逐渐减轻,尿酸恢复正常水平。

[北京中医,2006(5):294]

(十六)龙胆

【原文】

味苦涩。主骨间寒热[1],惊痫邪气,续绝伤,定五脏,杀蛊毒[2]。久服,益智不忘,轻身耐老。一名陵游。

【注释】

[1]骨间寒热:《灵枢·寒热病》提到"骨寒热者,病无所安,汗注不休",是指骨骸寒热,病人烦躁不安,大汗淋漓之病证。

[2]蛊毒:指人体腹内的寄生虫,感染后能使人发生蛊胀病。类似于血吸虫的尾蚴。《诸病源候论·蛊毒病诸候(上凡九论)》曰:"蛊来入人身内,攻啖五脏便死。"此处指龙胆能杀灭蛊虫。

【原文串讲】

本品味苦涩。主治骨间寒热,惊痫邪气外侵。治延续断绝的严重伤损,续治跌打或者骨折。祛杀人体内的寄生虫。长久服用,

二、《神农本草经》各论

能益智不忘,轻身耐老。

【临床解读】

比较《本经》中龙胆的效用:

古今皆用的效用有味苦涩。主骨间寒热,惊痫邪气。

古存今失的效用为续绝伤,定五脏,杀蛊毒。久服,益智、不忘,轻身耐老。

1.《本经》龙胆功用与现代临床功用相同处:

①本品味苦涩。苦能泄热,其味苦如胆汁,专清肝胆一切有余之邪火。其味苦中又有涩,苦主发,涩主收,即发即收。

②骨间寒热。龙胆清肝泻火,用治肝经热盛、热极生风所致高热。如《圣济总录》大钩藤饮,本品配钩藤、黄芩、石膏等,主治小儿发痫、壮热。常与升麻、黄连、赤芍、知母、柴胡、鳖甲等配用,主治骨蒸烦热、四肢疲疼、日晚颊赤、口舌干燥者。

③惊痫邪气。本品清泻肝胆实火之功,可用治肝经热盛、热极生风所致之高热惊风抽搐,常配牛黄、青黛、黄连等药用,如凉惊丸(《小儿药证直诀》)。

2.《本经》龙胆特有的与现代临床功用不同处:

①续绝伤。本品具有续绝伤之功。既能治虚劳伤损,又能续跌伤骨折。临床上常与蛤蚧、鳖甲、附子、人参、柴胡、干姜、茯苓等配用,主治一切劳疾、肌劣、喘息不卧、痰涎不食者。据报道龙胆泻肝汤临床运用广泛,治疗肝经循行部位的其他病证,如下肢痹痛、麻木、活动不利等。龙胆常与巴戟天、川芎、附子、白蔹、黄芪、桂枝、细辛等配用,主治周痹、身体痿弱、不能行履。胡安邦教授用龙胆配柴胡、夏枯草、炙鳖甲、地骨皮、凤尾草、板蓝根、地龙等,治疗多发性骨血管瘤。

②定五脏,杀蛊毒。本品有安定五脏、杀灭蛊虫之功效。《活幼口议》的下虫丸,龙胆与鹤虱、轻粉、使君子、槟榔、贯众、苦楝根皮等配用,主治小儿蛔虫。又如《全国中药成药处方集》中五痫

消积丸,龙胆配黄连、芜荑、炒麦芽、焦山楂、广陈皮、炒神曲等,主治小儿疳积,虫积腹痛,面黄肌瘦,牙疳口臭,腹大筋青,食少胀满。《医宗说约》中的干蟾丸,以龙胆配虾蟆(泽蛙)、五谷虫、陈皮、甘草、蓬术、厚朴、枳实、连翘等,炼蜜为丸,如龙眼大,空心清米汤化下。主治五疳五痢,泻蛔虫,脏腑虚弱,身体羸瘦,发竖焦黄,小便浊色,肚腹膨胀。又如《备急千金要方》中的大金牙散,龙胆常与金牙、石膏、鳖甲、栀子、龟甲、羚羊角、蜂房、细辛等配用,主治一切蛊毒、百疰。

③轻身耐老。《本经》认为上品药,主养命以应天,无毒。多服、久服不伤人。欲轻身益气,不老、延年者,本上经。但汉代指的"轻身延年"还含有道教中追求的所谓"登仙"的迷信思想。故绝大部分归入上品的药物都冠以轻身、延年之功效。实际上不少上品药并没有轻身、延年临床应用,龙胆亦如此。

④益智不忘。本品能益智,临床上龙胆常与栀子、黄芩、木通、泽泻、车前子、柴胡、甘草、当归、生地等配用,主治老年痴呆,如龙胆泻肝汤(《医方集解》)。

【临床应用】

1. 带状疱疹。用海金沙鲜叶连同孢子适量,洗净捣烂,外敷患处,每天换药1次,配服龙胆泻肝汤加减,治疗效果满意。[新中医,1976(2):43]

2. 跌打损伤。用龙胆散(蜈蚣3条,龙胆10g,冰片0.5g,研细)酒醋各半调成糊状,外敷患处,药干取下再敷,有去瘀、消肿、止痛作用。[陕西中医,1983(4):37]

3. 急性充血性青光眼。龙胆泻肝汤(龙胆泻肝汤去柴胡、当归、木通加菊花、夏枯草、茺蔚子、石决明、大黄、荆芥穗、半夏)煎服,均获治愈。[新中医,1990,22(4):20]

4. 突发性耳聋。以石菖蒲配伍龙胆草、川芎、红花等,水煎服,日1剂,效果较好。[黑龙江中医药,1988,1:22]

【药理研究】

1. 利胆和保肝作用。
2. 抗肿瘤的作用。
3. 抗菌作用。
4. 利尿作用。
5. 抗炎作用。
6. 促进胃液和胃酸分泌作用。

【临床医案】

黄某,男,68岁,教师。患者儿子代诉,半月前早上起床后,面部、肢体麻木,语言謇涩,口角流涎,耳鸣耳聋,反应迟钝,答非所问。曾服复方丹参片等,效不显。查体:血压 20/12kPa,语言謇涩,动作迟缓,面无表情,答非所问,舌质红,苔黄腻,脉弦滑,诊断为痴呆,证属肝阳内动,痰浊血瘀,治以平肝潜阳、活血通络化痰,方用龙胆泻肝汤加减:龙胆草、黄芩、山栀、柴胡、当归、木通、生甘草、僵蚕、地龙、菊花、法半夏各 10g,丹参 20g,胆南星 5g,水煎服,每天 1剂,经服 5 剂后,语言渐清,反应较灵敏,能正确回答问题。再进 5剂,诸症除,嘱其经常监测血压,保持血压稳定。

[湖北民族学院学报(医学版),2001,18(3):54]

(十七)细辛

【原文】

味辛温。主咳逆,头痛脑动,百节拘挛,风湿痹痛,死肌[1]。久服明目,利九窍,轻身长年。一名小辛。

【注释】

[1]死肌:《本经》所说的"风湿周痹,四肢拘挛痛,恶肉死肌"。"死肌"的含义:①即风寒湿热导致的肌痹"麻木不仁"。②肌体中皮肤肌肉组织的溃烂,即"死肌"也。

【原文串讲】

本品味辛,性温。主治咳嗽气逆,头痛头颅摇动,多个关节拘急挛缩。又治风湿痹痛麻木不仁,或皮肉溃烂。长期服用能使眼目视物清楚,通利多个窍道。可使身体轻巧,寿命增加。异名小辛。

【临床解读】

比较《本经》中细辛的效用:

古今皆用的效用有味辛温。主咳逆,头痛脑动,百节拘挛,风湿痹痛,利九窍。

古存今失的效用为死肌。久服明目,轻身长年。

1.《本经》细辛功用与现代临床功用相同处:

①味辛,性温。本品味辛能行能散,性温可散寒温肺。

②主咳逆。本品辛散温通,外能发散风寒,内能温肺化饮,常与散寒宣肺、温化痰饮药同用,以主治风寒咳喘证或寒饮咳喘证。

③头痛脑动。利九窍。本品上达巅顶,通利九窍,善于祛风散寒,且止痛之力颇强,宜于风寒性头痛。

④百节拘挛,风湿痹痛。本品可搜筋骨间的风湿而蠲痹止痛,治风寒湿痹,腰膝冷痛。

2.《本经》细辛特有的与现代临床功用不同处:

①死肌。《本经》称细辛"主死肌",《本草纲目》以其治"口舌生疮糜烂",古代含细辛复方治疗疮疡者有近百首,提示细辛有敛疮生肌之功。《本草经解》认为:"死肌,湿伤皮也。细辛辛温,散湿活血,则皮肉筋骨之邪散而愈也。"临床上细辛常与磁石、丹砂、石胆等配用,治疗年久不愈,恶疮成瘘,百药不效者,如五烟神丹(《疡科选粹》)。细辛常与蟾酥、血竭、麝香等配用,治疗痈疽、发背、疔疮、乳痈者,如一捻金(《医学入门》)。据报道细辛外用治疗口腔溃疡(虚火上炎证)58 例,以细辛膏剂外敷双脚涌泉穴,临床疗效显著。

②久服明目。《本经》中首提"久服明目",《本草经解》曰细辛"久服辛温畅肝,肝开窍于目,五脏精液上奉,故目明"《药性论》

中载细辛"止眼风泪下,明目",可知细辛有明目之功。古代含细辛的复方中有 147 首用于目赤痛,128 首用于内、外障眼,70 首用于目昏暗。细辛深受历代眼科医家喜爱,被广泛用于治疗属寒、属热,或虚、或实的各种眼疾,包括中心性视网膜炎、青光眼、角结膜炎等。著名眼科专家陈达夫认为,凡目疾,无外症而暴盲,为寒邪直中少阴,玄府(毛孔)闭塞所致。其擅用麻黄附子细辛汤治疗视神经炎。

③轻身长年。汉代指的"轻身延年"还含有道教中追求的所谓"登仙"的迷信思想。故绝大部分归入上品的药物都冠以轻身、不老、延年之功效。实际上不少上品药并没有轻身、延年临床应用,细辛亦如此。

【临床应用】

1. 七窍奇痒。麻黄细辛附子汤加防风 10g、川芎 5g,水煎服。3 剂后痒止而诸症减轻。[新中医,1996(7):51]

2. 黄水疮。细辛 100g、五倍子 200g、冰片 2.5g,共研极细末。用苦参汁洗净疮面,然后撒上药末,不用敷料覆盖,每日 1 次,待黄水已净,瘙痒消失即停药,痂皮可自落。此法多获奇效。[吉林中医药,1984,(4):26]

3. 视神经萎缩之视力减退、目生飞蚊。以细辛 7g,配合枸杞、丹参、草决明等,水煎服,日 1 剂,早晚温服。1 个月为 1 个疗程。效果良好。[四川中医,1995(3):19]

4. 疮疡久不愈合。处方组成:细辛、炉甘石、血竭、儿茶等,外敷治疗,每获良效。[四川中医,1995(3):20]

【药理研究】

1. 抗炎、抗过敏作用。

2. 止咳平喘作用。

3. 抗病毒、抗菌作用。

4. 镇静、镇痛作用。

5. 抗氧化、抗抑郁作用。

6. 降血压作用。

7. 抑制癌细胞作用。

【临床医案】

宋某,男,44 岁。患者双眼突然视力减退,如在阳光下视物则头微昏,起病已有 5 天,西医检查:视力双眼 0.02,外眼、间质和眼底均未查见异常,未作处理。曾自服六味地黄汤加减无效,来诊时舌脉无特殊表现,再详细追问病史,得知其发病前 1 天于睡中梦遗,下午外出淋大雨,次晨起床后即感视物模糊。此乃肾虚感寒,直中少阴,闭塞目中玄府,因而视力减退。属少阴厥阴内障目病,予服麻黄附子细辛汤 6 剂后,视力上升,右眼 0.3,左眼 0.1,头痛已解。为振奋肾阳,引邪外出,再服桂枝加附子汤:附子 18g,桂枝 10g,白芍 10g,甘草 10g,生姜 10g,大枣 1 枚。服药 10 剂,视力右眼 0.4,左眼 0.3;眼底视乳头边界稍模糊,后极网膜反光增强,黄斑中心凹光反射不清,网膜中央静脉轻度扩张。改拟真武汤加减,附片 18g,茯苓 10g,白芍 10g,生姜 10g,丹参 25g,炒谷芽 30g,炒麦芽 30g。服上方 18 剂,视力恢复至右眼 1.0,左眼 0.9,眼底除颞侧稍淡外,余症均恢复正常。

［云南中医中药杂志,2014,35（10）:9］

（十八）赤箭[1]

【原文】

味辛,温。主杀鬼精物[2]、蛊毒恶气。久服,益气力,长阴、肥健、轻身、增年。一名离母,一名鬼督邮。

【注释】

［1］赤箭:赤箭即为天麻,沈括尝云:古方用天麻不用赤箭,用赤箭不用天麻,则天麻、赤箭本为一物明矣。《本经》称赤箭,列为上品。其名之由来,《新修本草》作了描述:"茎似箭杆,赤色,端有

花,叶赤色,远看如箭有羽。"

[2]鬼精物:在古代由于对疾病的病因、病机、病证的认识有限,而归于此。①指病证名,指突发病、疑重病、带有精神症状的病等。②指病因,如古代传说中、幻觉中的妖魔鬼怪、精物等,使人致病。

【原文串讲】

本品味辛,性温。主治精神性疾病,杀体内寄生虫,祛除六淫或疫疠之气。长久服用,补益气力,滋阴强健身体,轻身增年益寿。异名离母、鬼督邮。

【临床解读】

比较《本经》中天麻的效用:

古今皆用的效用有主杀鬼精物、蛊毒恶气。

古存今失的效用为味辛,温。久服,益气力,长阴肥健,轻身、增年。

1.《本经》中天麻功用与现代临床功用相同处:

①主杀鬼精物。本品主入肝经,功能息风止痉。故可用治各种病因之肝风内动,突发惊痫抽搐,不论寒热虚实,皆可配伍应用。常与羚羊角、钩藤、全蝎等息风止痉药同用,如钩藤饮(《医宗金鉴》)。

②蛊毒恶气。本品能杀虫,祛除六淫或疫疠之气,治破伤而复受邪,风邪毒气入里,充斥经脉肌腠,致使风火相煽,筋脉拘急,甚或角弓反张,抽搐不止。常与天南星、防风、白附子共用,如《外科正宗》玉真散。

2.《本经》天麻特有的与现代临床功用不同处:

①本品味辛,温。天麻之性味,《本经》谓其辛温,历代皆有从之。后又有辛平、苦平诸说,但从之不多。自《药性论》始言天麻甘平,与其滋味及功用特点相符,后人多遵此说:天麻味甘性平。

②益气力。本品具有补益气力之功。《本草崇原》曰:"天麻甘

平属土,土能胜湿,而居五运之中,故治蛊毒恶气……得气运之全,故功同五芝,力倍五参,为仙家服食之上品。"李时珍曰:补益上药,天麻为第一。世人止用之治风,良可惜也。常与干蝎、白花蛇、桃仁、肉苁蓉、木香、当归、茴香子等配用,补益,调气,除风。主治虚损。如万安丸(《圣济总录》)。《普济方》中的长寿散,以天麻配甘草、半夏、蝎尾、人参、白扁豆、糯米、薏苡仁、木香等,强壮,去寒热。主治小儿脾胃虚弱。《妇科玉尺》把天麻配入四物汤中,治产后血虚寒厥头痛、头晕之症。天麻常与木香、枸杞子、沉香、山芋、附子、人参、肉豆蔻、半夏共用,主治气劳,身体羸瘦,四肢少力,面色萎黄,饮食减少,如木香汤(《圣济总录》)。天麻还常与杜仲、熟地、当归、肉桂、元参、独活共用,主治气血虚亏,风邪所伤,筋骨酸痛,肢体麻木,手足不遂,诸风瘫痪。如灵应愈风丹(《全国中药成药处方集》)。

③长阴肥健。本品具有滋阴强健之功。在《普济方》的天麻饮子中,天麻配防风、当归、川芎、羌活、威灵仙、五加皮、白芍等,可调血退热,解劳倦,进饮食,轻健四肢。《太平圣惠方》中所载天麻丸,由天麻配附子、巴戟肉、鹿茸、菖蒲、石斛等,主治肾脏气虚,腰脚缓弱无力,视听不聪,腰脊酸痛,颜色不泽。

④轻身、增年。本品具有轻身、增年之功。《苏沈良方》中的四味天麻煎方,由天麻、乌头、地榆、元参组成,书曰"此常服不独去病。乃保真延年,与仲景八味丸并驱矣"。有报道使用天麻首乌片治疗高脂血症属肝肾阴虚型者100例,取得了较为满意的疗效。又有口服中药健脑愈痴汤(组成:红参、天麻、紫河车、当归、葛根、川芎、石菖蒲、胆南星、熟地黄、水蛭、桃仁、红花、丹参等),随症加减,治疗老年性血管性痴呆,效果良好。张伯礼院士用天麻促智颗粒治疗老年血管性痴呆60例,临床疗效明显。

【临床应用】

1. 高脂血症。天麻细粉片,0.75g/片(人群推荐用量为每人每天 6.75g),每片含天麻细粉 0.375g。试验组患者每次服用 3 片,每天 3 次,连续服用 45 天,受试期间保持平常的生活和饮食习惯,效果良好。[中国医药导报,2013,10(15):110]

2. 斑秃。以生川乌粉 20g,调醋外搽患处,并内服神应美真丹(羌活、白芍、天麻、菟丝子等),1 个月为 1 个疗程。效果良好。[四川中医,1985,3(3):18]

3. 小儿特发性癫痫。牛黄天麻散以牛黄与天麻、白附子、僵蚕等配伍,治疗有效。[中原医刊,1988,15(5):22]

4. 耳聋、耳鸣。用天麻素注射液(含天麻素 100mg/ml)肌内注射,每天 1 次,每次 100~200mg,14 天为 1 个疗程,总有效率83.3%。[广州医药,1985,16(1):14]

5. 小儿支气管炎。处方组成:朱砂 1.2g,全蝎、僵蚕各 0.9g,天麻、冰片、黄连各 1.2g,牛黄 0.18g,胆南星 0.6g,甘草 0.6g,共研细末。5 个月小儿每次服 0.15~0.2g,5 个月至 1 岁每次服 0.2~0.5g,1~2 岁每次服 0.5~0.6g,共治疗小儿肺炎 30 例,均服 2~3 剂痊愈。[新中医,1982(6):17]

6. 坐骨神经痛。处方组成:狼毒 10g,鸡血藤、青风藤、海风藤、追地风、天麻、川乌、草乌、细辛、穿山甲各 10g,牛膝 15g,共研末;以 65% 白酒浸泡 4 天,滤出内服,每日 2 次,每次 5ml,饭后服,痛甚者可日服 3 次。有效率 90%,痊愈 54%。[河北中医,1987(1):封四]

【 药理研究 】

1. 天麻有镇静作用。

2. 天麻有抗惊厥作用。

3. 天麻有增强耐力、智力及抗衰老作用。

4. 天麻有抗炎作用。

5. 天麻有增强机体非特异性免疫及增强机体细胞免疫的作用。

6. 天麻能改善心肌缺血、缺氧状况;能降低血流图波幅,使已扩张的脑血管收缩,调整脑血管功能。

7. 天麻有促病毒诱生干扰素作用,对新城疫病毒有直接抑制作用。

8. 天麻能抑制疼痛。

9. 天麻有促进胆汁分泌的作用。

【临床医案】

郑某,男,55 岁,干部。于半年前体检时发现血脂高,饮食控制无效,既往无糖尿病、肝肾疾病、胆囊及胰腺疾病等继发性高脂血症,无心脑血管疾病。总胆固醇(TC):7.5mmol/L,甘油三酯(TG):3.1mmol/L,高密度脂蛋白胆固醇(HDL-C):1.02mmol/L,红细胞比容:0.453,血沉方程 K 值:65mm/L,血浆凝血因子:4.91g/L,全血比黏度:12.6,血浆比黏度:1.78。诊断为高脂血症。采用全天麻胶囊和"普拉固"(普伐他汀钠片)联合应用治疗。全天麻胶囊 2 粒,每日 3 次,口服;"普拉固"40mg,每天 1 次,口服,用药前 1 周停用任何药物。连续服用 4 周,4 周后,TC 5.4mmo1/L,TG 1.1mmol/L,HDL-C 1.52mmol/L,红细胞比容 0.411,血沉方程 K 值:75mm/L,血浆凝血因子:3.81g/L,全血比黏度:12.6 血浆比黏度:1.62。

[陕西中医,2003,24(6):512]

(十九)丹参

【原文】

味苦微寒。主心腹邪气,肠鸣幽幽如走水[1],寒热积聚,破癥除瘕,止烦满,益气。一名郤蝉草。

【注释】

[1]肠鸣幽幽如走水:"幽幽"是指声音、光线等微弱、深远的意思。此处肠鸣幽幽是指肠鸣声微。小肠为寒水之腑,水不下行,聚于肠中,则幽幽如水走声响矣。

【原文串讲】

本品味苦,性微寒。主心腹有邪气,治腹内气胀肠鸣幽幽如水走声响,对发寒发热积聚,能破癥除瘕,可防止心胸烦满,补气。异名郤蝉草。

【临床解读】

比较《本经》中丹参的效用:

古今皆用的效用为味苦微寒。主心腹邪气,寒热积聚,破癥除瘕,止烦满。

古存今失的效用为肠鸣幽幽如走水,益气。

1.《本经》中丹参功用与现代临床功用相同处:

①味苦微寒。味苦入心经,性味寒可清热凉血。

②主心腹邪气。本品有活血止痛作用,常用于瘀血所致的多种疼痛病证。可单用,但多配伍应用。治心腹痛可配砂仁、檀香,即丹参饮(《时方歌括》)。

③寒热积聚,破癥除瘕。《本草正义》曰:"丹参,专入血分,其功在活血行血,内之达脏腑而化瘀滞,故积聚消而癥瘕破。"治癥瘕积聚,可配伍三棱、莪术、鳖甲等药用。

④止烦满。本品入心经,可除烦安神,既能活血又能养血以安神定志。用于热病邪入心营之烦躁不寐,甚或神昏。

2.《本经》丹参特有的与现代临床功用不同处:

①肠鸣幽幽如走水。本品具有治肠鸣幽幽如走水之功效。《本草经解》指出:"肠,小肠也。小肠为寒水之腑,水不下行,聚于肠中,则幽幽如水走声响矣。苦寒清泄,能泻小肠之水,所以主之。"临床上丹参常与枳壳、桔梗、白术、赤芍药等药合用,主治腹内气胀肠鸣,胸背切痛,不欲饮食。如丹参散(《太平圣惠方》)。

②益气。本品具有益气之功效。《本经逢原》曰丹参"止烦满益气者,瘀积去而烦满愈,正气复也"。《本草经解》指出:"肺属金而主气,丹参清心泻火。火不刑金,所以益气也。"临床上丹参常与续断、当归、桂、牛膝等药合用。主治产后虚损,气血不和,腰痛难忍。如丹参丸(《圣济总录》)。《惠直堂经验方》中的水火既济丹,

丹参配茯苓、山药、柏子仁、归身、生地等，功用为养心血，益心气，滋肾水。《圣济总录》中所载石菖蒲丸，丹参配石菖蒲、柏子仁、杜仲、百部、甘草、五味子、贝母等，功用为平补诸虚，活血益气，润泽肌肤。久服轻身延年。《鸡峰普济方》中石斛苁蓉散，丹参配肉苁蓉、石斛、五味子、黄芪、牛膝、附子、当归等，功用补肾气。

【临床应用】

1. 幼儿秋冬季腹泻。用丹参注射液（每支 2ml，含丹参、降香各 2g），每次 2ml，对双侧足三里常规消毒后作穴位注射，每次 1ml，针刺入 1.5~2cm，每日 1 次。有脱水者应根据脱水性质和程度给予口服 ORS 液或静脉补液，并辅以酵母片等。1 周为 1 个疗程。效果良好（症状消失，大便次数及性状正常）。［中国中西医结合杂志，1992，12（3）：184］

2. 溃疡病。以乳香、没药各 10g，丹参、川芎、延胡索各 10g 水煎服，日 1 剂，早晚温服。1 个月为 1 个疗程。效果良好。［湖北中医杂志，1988（1）：28］

3. 各种白细胞减少症。黄芪藤枣汤（黄芪、鸡血藤、大枣、女贞子、丹参等）水煎服，日 1 剂，早晚温服。1 个月为 1 个疗程。效果良好。［广西中医药，1985（2）：41］

4. 甲状腺功能亢进。用甲亢灵（煅龙骨、煅牡蛎、夏枯草、旱莲草、丹参、怀山药）每天 1 剂，煎服，1 个月为 1 个疗程。总有效率 85.4%。对突眼、甲状腺肿大、心悸、善饥或月经紊乱有改善。［中国中西医结合杂志，1988（12）：739］

【药理研究】

1. 有扩张冠脉，增加冠脉血流量，改善心肌缺血，促进心肌缺血或损伤恢复的作用。

2. 有调节血脂，抑制动脉粥样硬化斑块形成的作用。

3. 能保护肝细胞，促进肝细胞再生，有抗肝纤维化作用。

4. 有促进骨折和皮肤切口愈合的作用。

5. 对中枢神经有镇静和镇痛作用。

6. 具有改善肾功能、缺血性肾损伤的作用。

7. 具有抗炎、抗过敏的作用。

8. 对金黄色葡萄球菌、多种杆菌、某些癣菌以及钩端螺旋体等有不同程度的抑制作用。

【临床医案】

蔡某,女,34岁。1年前,因注射青霉素过敏,经治脱险,但后遗心悸一症。常不规律发作,多处求治未能得愈。近1个月,心悸发作,多次心电图检查未见异常,心悸、头昏、胸闷失宽、神乏无力、胃纳乏味、夜眠欠佳,舌淡红苔薄白,脉细带数,治宜益气养血,调益心肝。药用:丹参15g,远志10g,石菖蒲6g,黄芪15g,当归10g,太子参18g,白术10g,茯神15g,酸枣仁20g,五味子8g,生龙骨、首乌藤各30g,甘草10g,前后加减治疗2月余而愈,遂入坦途。

［辽宁中医学院学报,2004,6(1):34］

(二十) 酸枣[1]

【原文】

味酸平。主心腹寒热,邪结气聚[2],四肢酸疼,湿痹。久服安五脏,轻身延年。

【注释】

[1]酸枣:酸枣即指酸枣仁。

[2]邪结气聚:外邪集结导致气之不顺,故而气聚。

【原文串讲】

本品味酸性平。主治心腹或寒或热,邪结气聚胀满,治四肢酸疼,湿痹。长久服用,安定五脏,轻身延年。

【临床解读】

比较《本经》中酸枣仁的效用:

古今皆用的效用有味酸平。久服安五脏。

古存今失的效用为主心腹寒热,邪结气聚,四肢酸疼,湿痹,轻身延年。

1.《本经》酸枣仁功用与现代临床功用相同处:

①味酸平。味酸能敛,性平可平补。

②久服安五脏。本品熟则芳香,香气入脾,故能归脾。五脏之精气,皆禀于脾,故久服之,功能安五脏。《冯氏锦囊·杂症》的养营益卫补心清肺育脾和肝滋肾膏子丸,酸枣仁配人参、熟地、当归、鸡腿白术、白芍等,功用养营益卫,补心清肺,育脾和肝滋肾。

2.《本经》酸枣仁特有的与现代临床功用不同处:

①心腹寒热,邪结气聚。本品具有治心腹寒热,邪结气聚之功效。《本草崇原》曰:"心腹寒热,邪结气聚者,言心腹不和,为寒为热,则邪结气聚。"酸枣仁色赤象心,能导心气以下交,肉黄象土,能助脾气以上达,故心腹之寒热邪结之气聚可治也。临床上酸枣仁常与人参、荆芥穗、柴胡、白术等药合用。主治妇人血风劳气,肌瘦寒热。如人参汤(《圣济总录》)。又如《外科正宗》中的顺气归脾丸,酸枣仁与陈皮、贝母、香附、乌药、当归、黄芪等同用,主治思虑伤脾,致脾气郁结,乃生肉瘤,软如绵,肿似馒,日久渐大,或微疼或不疼者。

②四肢酸疼,湿痹。《本草崇原》又曰:"土气不达于四肢,则四肢酸痛。火气不温于肌肉,则周身湿痹。枣仁禀火土之气化,故四肢酸痛,周身湿痹可治也。"临床上酸枣仁常与白石英、磁石、石斛、萆薢等药合用。主治风虚湿痹,脚弱筋挛,阴痿体寒,视听不明。如白石英酒(《太平圣惠方》)。酸枣仁与熟干地黄、柏子仁、山茱萸、牛膝(去苗)、肉桂等药合用,益筋骨,除四肢疼痛。主治筋极,四肢疼痛。如干地黄丸(《太平圣惠方》)。《圣济总录》中的独活汤,酸枣仁配独活、黄芪、防风、茯神、桂、白鲜皮、羚羊角、桃仁等。主治风腰脚,疼痛不可忍,足胫痹痹。《太平圣惠方》中的仙灵脾散,

酸枣仁与仙灵脾、牛膝、羌活、独活、羚羊角、防风、桂心合用。主治腰脚冷痹,筋脉挛急,时有疼痛,行立不得。

③轻身延年。临床上酸枣仁常与人参、云母粉、肉苁蓉、天门冬等药合用。可延年益寿,身体轻强,耳目聪明,流通荣卫,补养五脏,调和六腑,颜色充壮,不知衰老。如云母丸(《千金翼方》)。《慈禧光绪医方选议》中养心延龄益寿丹,酸枣仁与茯神、柏子仁、丹参、酒白芍、丹皮、全当归、川芎、干生地等合用,起到延龄益寿之功。《妙一斋医学正印种子编》中的种子延龄酒,酸枣仁配生地黄、熟地黄、天门冬、麦门冬、当归、南芎、白芍、人参等。功用和气血,养脏腑,助劳倦,补虚损,乌须发,清耳目,固齿牙。久服返老还童,延年种子。

【临床应用】

1. 小儿低热不退。方用莲须(米水泡)10g,盐水炒酸枣仁、知母各 9g,茯苓(石膏水浸)10g,川芎、甘草各 6g。共服 8 剂后痊愈。[陕西中医,1985,6(7):312]

2. 水火烫伤。处方组成:酸枣仁、奶浆藤、小叶麦冬、凤尾草、水竹根、草兰、野蔷薇、黄茅根等药,水煎熬膏,外敷。[中国中草药配伍大全,内蒙古人民出版社,1993:551]

3. 各种疼痛症。大剂量应用酸枣仁(20g 以上),有镇痛作用。对头痛、胁痛、胃痛及腰痛、四肢痛等,都有明显的效果,且对虚证痛的作用优于实证。[中药通报,1986,11(4):60]

4. 鼻咽癌放疗副作用。处方组成:知母、泽泻各 10g,山药 30g,茯苓 20g,酸枣仁 15g,牡丹皮 9g,黄柏 6g,水煎服。服药 30 余剂,效果良好。[江西中医药,1992,23(3):61]

5. 高血压。处方组成:莲子心 9g,远志 6g,酸枣仁 12g,水煎服,效佳。[全国中草药汇编(下册),人民卫生出版社,1976:690]

【药理研究】

1. 镇静催眠、抗惊厥。

2. 抗心肌缺血作用。

3. 兴奋子宫作用。

4. 增强免疫作用。

5. 抗脂质过氧化作用。

中药（中品）

（二十一）石膏

【原文】

味辛,微寒。主中风寒热,心下逆气惊喘,口干苦焦,不能息,腹中坚痛,除邪鬼[1],产乳[2],金创。

【注释】

[1]邪鬼:邪鬼即邪恶鬼祟,丹溪曰:"俗之冲恶者,谓冲斥邪恶鬼祟而病也。如病此者,未有不因气血先亏而致者焉。"《医学正传》曰:"邪气盛则实,正气夺则虚。夫经之所谓邪者,风寒暑湿燥火有余之淫邪耳,非若世俗所谓鬼神之妖怪也。病有心虚惊惕,如醉如痴,如为邪鬼所附,或阳明内实,以致登高而歌,弃衣而走,皆痰火之所为,实非妖邪祟之所迷也。"

[2]产乳:产乳,意思是指分娩。宋代洪迈《夷坚甲志·齐宜哥救母》曰:"江阴齐三妻欧氏,产乳多艰,几于死乃得免。"《本草经解》曰:"产乳者,产后乳不通也。"此处一指妇女产后所致疾病,二指产后乳不通之疾。

【原文串讲】

本品味辛,性微寒。主治中风寒热,心下逆气惊喘,口干苦焦,不能息,治腹中坚痛,能治阳明内实,以致登高而歌,弃衣而走,皆痰火之症,治妇女产后病与乳病,金创。

【临床解读】

比较《本经》中石膏的功效:

古今皆用的功用有味辛,微寒。主中风寒热,心下逆气惊喘,口干苦焦,不能息,除邪鬼,金创。

古存今失的功效为腹中坚痛,产乳。

1.《本经》石膏功用与现代临床功用相同处:

①味辛,微寒。本品辛能发散,性寒清热泻火,辛寒解肌透热。

②主中风寒热。《医学衷中参西录》提到石膏"凉而能散,有透表解肌之力。外感有实热者,放胆用之"。用于外感风邪之发热恶寒。

③心下逆气惊喘,口干苦焦,不能息。《本草经解》认为:"心下逆气惊喘,则已传阳明矣……阳明火烁津液,致口干舌焦. 不能呼吸。故用石膏辛寒之味,以泻阳明实火也。"临床多用于肺热咳嗽、气喘。邪热袭肺,身发高热、咳嗽、气急鼻煽、口渴欲饮等症,如《伤寒论》之麻杏甘石汤。

④除邪鬼。《本草崇原》认为石膏:"禀金气则有肃杀之能,故除邪鬼。"用治邪热不散,神昏谵语;肌解热散汗出,则诸证自退矣。

⑤金创。本品火煅外用,有敛疮生肌、收湿、止血等作用。治水火烫伤、外伤出血,溃疡不敛、湿疹瘙痒。

2.《本经》石膏特有的与现代临床功用不同处:

①腹中坚痛。《本草经解》认为:"故用石膏辛寒之味,以泻阳明实火也。腹中大肠经行之地,大肠为燥金,燥则坚痛矣。其主之者,辛寒可以清大肠之燥火也。"《湿温时疫治疗法》中的瓜霜紫雪丹,石膏与白犀角(现已禁用,以水牛角代)、羚羊角、青木香、上沉香、灵磁石、飞滑石等合用,主治肠燥,有似板硬,按之痛甚,弯曲难伸,冲任脉失营养,当脐上下左右按之坚硬,动跃震手。《全生指迷方》之万安丸,石膏与大戟、甘遂、牵牛、五灵脂、细墨等合用,主治阴阳痞滞,气结成形。腹中作块,按之不移,推之不动,动辄微喘,令人寒热,腹中时痛。

②产乳。本品能治妇女产后病与乳病。《圣济总录》之石膏汤,石膏与知母、芍药、半夏、独活、桂、白术等合用,主治产后中风,烦热,身体拘急,头目昏痛。《太平圣惠方》之石膏散,石膏配当归、羚羊角屑、白芍、白术、子芩、生干地黄等,主治产后体虚,头痛烦热。《医方类聚》之羌活汤,石膏与羌活、川芎、防风、香附子、熟地黄等

合用，主治产后头痛，血虚弱，痰癖。临床上也常治乳，如《妇人大全良方》一醉膏，石膏为细末。每服三钱，主治奶痈。《医学入门》中的瓜蒌散，石膏与瓜蒌仁、青皮、甘草节、没药、归尾等同用，主治乳痈未溃者。用治妇人乳中虚，烦乱呕逆，与生竹茹、石膏、桂枝、甘草同用，即《金匮要略》竹皮大丸。

【临床应用】

1. 面神经麻痹。风蝉散（雄风蝉 3 个，生石膏 3g，分别研细）睡前用热黄酒冲服治面神经麻痹 10 例，痊愈 9 例。［赤脚医生杂志，1976（6）:48］

2. 慢性溃疡性结肠炎。生石膏 100g、云南白药 2g、2% 普鲁卡因 20ml。加温开水 250ml 搅匀。灌肠。7~10 日为 1 个疗程，每疗程间隔 4 日。观察 100 例，疗效显著 59 例，良好 28 例，尚可 10 例，无效 3 例，总有效率 97%。［四川中医，1988，6（4）:43］

3. 阑尾脓肿。生石膏 2 份、生桐油 1 份，混合成糊状，用油纸或塑料薄膜盛上药适量，外敷于右下腹阑尾脓肿体表投影区，外盖棉垫，胶布固定，每日换药 1~3 次。治疗 2000 例，敷药后 3~4 天内，疼痛、肌紧张及右下肢活动障碍好转，能使 8cm×8cm 以下的脓肿于 4~14 天内消失，若配合抗生素则疗效更好。［云南中医杂志，1986（1）:45］

4. 大骨节病。石膏粉 1~3g 口服，每日 2 次，观察 600 余例，有效率 80% 以上。［山西医药杂志，1973（4）:17］

【药理研究】

1. 解热作用。

2. 消炎作用。

3. 收敛作用。

4. 抗病毒作用。

5. 增强巨噬细胞吞噬能力，并有促进吞噬细胞成熟的作用。

6. 降血糖作用。

【临床医案】

陈某,女,30岁,1988年10月8日诊。患者3个月前顺产一男婴,产后恶露月余。近日,每哺乳时即心烦不安,时而恶心呕逆,曾予西药"谷维素、安定、胃复安"等药治疗无效,乃求余诊。诊见:舌质淡、苔薄白微干,脉细数,面色萎黄,身倦乏力,眩晕心悸,自述哺乳时烦乱急躁,欲打其子。四诊合参,此乃心脾亏虚,虚热上扰,胃气上逆之证。是以此症之治,当补益心脾,清热除烦,降逆止呕。拟方:竹皮大丸合归脾汤化裁。药用:苏叶、黄连各3g,甘草、白薇各6g,远志、生姜各10g,竹茹、生石膏、党参、白术、茯苓各15g,炒酸枣仁30g,水煎服。服药3剂,心烦大减,呕逆止,仍眩晕,乏力,上方加黄芪30g,当归10g,继服6剂,诸证皆瘳。

［黑龙江中医药,1994(1):36］

(二十二) 磁石

【原文】

味辛,寒。主周痹[1]风湿,肢节中痛,不可持物,洗洗酸消[2],除大热、烦满及耳聋。一名元石。

【注释】

[1]周痹:周,遍及之义。周痹,指痛处遍及全身的痹证。明代张介宾在《类经·疾病类六十八》中注:"能上能下,但随血脉而周遍于身,故曰周痹。"《医学正传》:"因虚而风寒湿三气乘之,故周身掣痛兼麻木并作者,古方谓之周痹。"

[2]洗洗酸消:由于疼痛剧烈、酸痛重滞、酸楚难耐,不免"唏嘘",《本经》以"洗洗然"作喻,实为痛时所发语气之词。

【原文串讲】

本品味辛,性寒。主治遍及全身的风湿痹证。四肢关节疼痛,不可以手持物,由于酸痛重滞、酸楚难耐,不免"唏嘘",能消除大热,心烦胸满不安及耳聋。异名元石。

【临床解读】

比较《本经》中磁石的效用：

古今皆用的效用有寒。烦满及耳聋。

古存今失的效用为味辛，主周痹风湿，肢节中痛，不可持物，洗洗酸消，除大热。

1.《本经》磁石功用与现代临床功用相同处：

①寒。性寒清热，清泻心肝之火。

②烦满。本品质重沉降，入心经，能镇惊安神；性寒清热，清泻心肝之火可治肝火上炎，扰动心神或惊恐气乱，神不守舍所致的心神不宁、惊悸、失眠及癫痫。

③耳聋。本品入肝、肾经，补益肝肾，有聪耳明目之功。治肾虚耳鸣、耳聋。

2.《本经》磁石特有的与现代临床功用不同处：

①味辛。现代认为磁石咸寒，但《本经》认为还有味辛，味辛入肺，金能平木，辛能发散祛风。

②主周痹风湿，肢节中痛，不可持物，洗洗酸消。本品具有祛风湿止痛的功效，《本草经解》曰："其主周痹风湿，肢节中痛不可持物，洗洗酸者，盖湿流关节，痛而不可持物，湿胜筋软也。湿而兼风，风属木，木曰曲直，曲直作酸，洗洗酸痛，所以为风湿周痹也。磁石味辛入肺，金能平木，可以治风，肺司水道，可以行湿也。"《备急千金要方》曰其通关节消肿。《名医别录》曰其"养肾脏，强骨气，通关节。"磁石常与白石英、石斛、萆薢、丹参、牛膝、杜仲、防风等配用，主治风虚湿痹，脚弱筋挛，阴痿体寒。如白石英酒（《太平圣惠方》）。《太平圣惠方》中的白花蛇散，磁石配白花蛇、白附子、天麻、狗脊、萆薢、白僵蚕、细辛、防风等。主治风痹，关节不利，手足顽麻。

③除大热。本品具有清热功效，《本草经解》指出："肾水脏也。水不制火，浊气上逆，则大热烦满。磁石入肾，气寒壮水，质重

降浊,所以主之。肾开窍于耳,肾火上升则聋。磁石气寒可以镇火,所以主耳聋也。"磁石常与川大黄、栀子仁、黄芪、升麻、朴消、黄连、生干地黄、玄参等配用,主治风热毒气攻耳,暴聋,由肾气实热所致。如大黄丸(《太平圣惠方》)。还常与白犀角(现已禁用,以水牛角代)、羚羊角、青木香、沉香、石膏、滑石、玄参、麝香、金箔等配用,主治时疫血热生风,热深厥深,手足反冷,咽干舌燥,头颈动摇,口噤齿龂症。如瓜霜紫雪丹(《湿温时疫治疗法》)。《千金翼方》中的玄霜,磁石配金、寒水石、石膏、升麻、玄参、羚羊角、沉香、芒硝等。主治诸热、风热、气热、瘴热内入攻心热闷;天行时气、温疫,热入脏啼,变成黄疸;小儿热病,毒风脚气,热闷赤热肿、身上热疮;猝热淋,大小便不通,原有患热者。

【临床应用】

1. 小儿脑神经疾患。以石菖蒲、炙远志各50g,龙骨150g,龟甲120g,莲子100g,共研末以蜜糊丸,每次2g,日3次,治疗小儿梦游;加磁石200g,治疗小儿多动症;加益智仁100g,治疗小儿学习障碍。[湖北中医杂志,1988,5:19-20]

2. 牙痛。以细辛1.2g,煎水冲服磁石末3g,噙患处,每天2次,治疗牙痛,疗效满意。[成都市中医验方秘方集,四川人民出版社,1959:45]

3. 瘰疬。将磁石砸碎,与等量黑芝麻(炒)均研细末,食醋调糊,贴敷患处,厚度约0.3cm,上盖油纸、纱布,胶布固定,每天换2~3次,治瘰疬有效。[陕西中医,1983,4(4):23]

【药理研究】

1. 可使动物血液中血红蛋白、红细胞和白细胞数增加。

2. 镇静、抗惊厥作用。

3. 抗炎、止痛作用。

4. 止凝血作用。

【临床医案】

孙某,女,5岁,患流行性脑脊髓膜炎,于1978年3月2日收住我院传染科,经治疗,高烧、抽风已控制,但双目失明。西医诊断为"流脑后遗视神经障碍"。3月11日该科医生邀段老师会诊。

患儿发育良好,面赤唇红,舌质干,苔黄燥,指纹紫滞,心烦,坐卧不宁,啼哭无泪,不语,双目圆睁而视物不见。其母述:夜间躁无暂安,口渴饮冷恶食,大便干结,小便短赤。流脑相当于中医学春温病范畴。春主风令,风为阳邪,走窜无定,耗阴最甚,高烧津液暴伤,邪热煎灼阴血,肝失濡养,风动抽搐频作。肝属木,开窍于目,由于真阴亏损,水不涵木,阴津不能上注,以致双目圆睁而视物不见。《灵枢·大惑论》云:"目者,心使也。"《素问·五脏生成论》云:"肝受血而能视。"不视乃精气之败也,肝血之枯也,津液之竭也。故兼见:心血不足而不语(舌为心之苗),阴虚心烦而夜甚,津液缺乏而便干溲赤,指纹紫滞,亦属邪热灼阴,肝血不足,气机不畅之征。综观诸症,全系一派缺液少津伤阴之象。治宜滋阴养血,增液柔肝。方用六味地黄汤合生脉散为主治。熟地黄18g,山药9g,山茱萸9g,泽泻7g,云苓7g,牡丹皮7g,首乌15g,五味子9g,麦冬9g,条参9g,石斛12g,枸杞9g,淡竹叶、小麦为引。(3剂)

3月14日二诊:服上方3剂后,心烦大减,稍进食物,仍无视,不语。守原意,倍地黄,增郁金7g,石菖蒲9g,以达透窍之功。(3剂)

3月17日三诊:能视物三尺远,但仍模糊,舌已生津,苔薄白,已不渴,食增,能语,烦止,二便正常。原方减生脉散、首乌,以防增液太过,反伤脾阳,另以磁朱丸冲服,以养脑明目。(3剂)

3月21日四诊:视力基本恢复,喜笑玩耍如常,痊愈出院。嘱继服杞菊地黄丸、磁朱丸半月,以巩固疗效。月余后,检查视力恢复正常。

[河南中医学院学报,1980(1):54]

（二十三）苦参

【原文】

味苦，寒。主心腹结气[1]，癥瘕积聚，黄胆[2]，溺有余沥，逐水，除痈肿，补中，明目止泪。一名水槐，一名苦蘵。

【注释】

[1]心腹结气：心腹结气指邪热之气结于心腹之间。

[2]黄胆：黄胆即为黄疸。

【原文串讲】

本品味苦，性寒。主治邪热之气结于心腹之间，发为癥瘕积聚，治黄疸，小便余沥不净，能逐利水湿，消除痈肿，可补中，明目止泪。异名水槐，苦蘵。

【临床解读】

比较《本经》中苦参的效用：

古今皆用的效用有味苦，寒。黄疸，溺有余沥，逐水，除痈肿。

古存今失的效用为主心腹结气，癥瘕积聚；补中，明目止泪。

1.《本经》中苦参功用与现代临床功用相同处：

①味苦，寒。本品味苦，性寒。味苦能燥湿，性寒能泄热。

②黄疸。苦参入肝经，可清利肝胆经湿热，并为治疗黄疸阳黄之要药。

③溺有余沥，逐水。本品苦寒能清热利尿。故可用治小便不利，淋沥涩痛。

④除痈肿。苦参清热燥湿，祛风止痒，用治疮疡瘰疬，内服外用均可。

2.《本经》苦参特有的与现代临床功用不同处：

①主心腹结气，癥瘕积聚。本品具有破癥瘕，散结气功效。《神农本草经百种录》曰："苦参味苦寒。主心腹结气，苦入心，以散热结之气。癥瘕积聚，苦极则能泄。"在散结气方面，如《千金翼方》

中的七气丸,苦参配葶苈子、半夏、大黄、玄参、人参、麦门冬等,理呕逆,破积聚。主治妇人劳气、食气、胸满气、吐逆大下气,其病短气,胸胁满气结痛。《太平圣惠方》的大黄散,苦参与川大黄、贝齿、滑石相伍,主治关格。风冷气入小肠,忽痛坚急,大小便不通;或小肠有气结如升大,胀起如吹状。《太平圣惠方》中苦参丸,治时气结胸,热毒在内。常与黄连、黄芩、栀子、大黄炼蜜为丸,竹叶汤送下。

在破癥瘕方面,如《千金方》中的大理气丸,苦参配牛膝、甘草、人参、茯苓、远志、恒山、丹参、沙参等,功用理气散结,主治万病,疝瘕癥结。又如《万氏家传点点经》的化毒海上方,鲜苦参四两,人参三两,用鸡蛋七个,将二参煎汁煮蛋,先用黑芝麻一撮,炒熟先吃,随食鸡蛋,尽量原汁咽下。主治妇人五劳七伤,血滞成瘕。

②补中。本品具有补中功效。《黄帝内经》云"脾苦湿,急食苦以燥之",即此义也。如《圣济总录》中人参丸,苦参配人参、麦门冬、半夏、黄芪、大黄、矾石、甘草等,主治小儿伤食,失衣当风,湿冷水浴,腹大丁奚,不欲饮食,虽食不充肌肉,又不能消化,羸瘦不耐。又如《外台秘要》土瓜丸,苦参与土瓜根、麦门冬、栝楼、知母、茯神、甘草、人参等相配,治疗脾胃中虚热消渴,小便数,骨肉日渐消瘦。

③明目止泪。本品具有明目功效。《神农本草经百种录》曰:"苦参明目止泪。寒清肝火,苦除肝湿。"如《圣济总录》苦参丸,以苦参、车前子、枳壳三味药,炼蜜为丸,每服三十丸,空心米饮送下。主治肝实热,多食壅物,毒气伤眼昏暗。又如《全国中药成药处方集》明目熊胆膏,苦参配熊胆、黄连、菊花、归尾、红花等,明目去翳。主治新久眼疾,云嚎障翳,迎风流泪,红肿痛痒。《圣济总录》兔肝丸,苦参配兔肝、防风、黄连、地骨皮、麦门冬、决明子等。主治肝肾风虚目昏,久视无力,涓涓泪下;兼头风目磣痛。《秘传外科方》的下膈散,苦参、蓬莪术、荆芥穗、益智四味药为末。每服一钱,加生姜、蜜同煎八分,入盐,空心服之。主治不思饮食。

【临床应用】

1. 白细胞减少症。氧化苦参碱每天肌注 200~400mg。共治疗 25 例,有效 21 例,无效 4 例。[天津医药,1979(4):154]

2. 直肠癌。拳参、白头翁、苦参、刺猬皮(炙)各 9g,广木香 6g,白槿花、地榆、侧柏叶各 12g,红藤、凤尾草、马齿苋各 15g,水煎服,每日 1 剂,效果良好。[抗癌治验本草,重庆出版社,1994:515]

3. 前列腺肥大。贝母、苦参、党参各 25g,水煎服。一般连服 3~5 剂后即见功效,个别患者有排尿困难或急性尿潴留者应先导尿或膀胱穿刺后再服用本药。[辽宁中医杂志,1986,10(9):29]

4. 胃炎及胃、十二指肠溃疡。用当归 15~30g,贝母 10g,苦参 6~15g。加水 1500ml,煎至 500ml,日 1 剂,分 3 次,饭前服。结果:痊愈 81%,好转 18%,无效 1%。[河南中医,1992(1):17]

【药理研究】

1. 抗肿瘤作用。苦参碱具有抗癌活性,升白细胞作用。
2. 抗心律失常作用。
3. 扩张血管和对急性心肌缺血的保护作用。
4. 平喘祛痰作用。
5. 安定作用。
6. 抗过敏作用。
7. 免疫抑制作用。
8. 利尿作用。

【临床医案】

邢某某,女,52 岁,初诊时间:2018 年 6 月 20 日,因"胃脘部疼痛反复发作 3 年,加重半个月"就诊。行胃镜检查见:慢性非萎缩性胃炎伴隆起糜烂;病检示:(胃窦)中度萎缩性胃炎伴肠化。现症见:胃脘部隐痛,胀满不适,反酸烧心,呃逆嗳气,每遇饮食不节则加重,偶恶心,身软乏力,心慌气短,纳差,不欲饮食,寐差,大便黏滞不爽,排便不畅,小便正常。舌黯红、苔白腻,脉弦涩。西医诊断:胃癌前病变。中医诊断:胃脘痛(脾虚湿热证)。治则治法:益气健脾、清热解毒祛湿。方以黄芪苦参汤加减,组方:黄芪30g、苦参10g、地榆10g、百合30g、丹参30g、刺猬皮10g、半枝莲30g、儿茶(包煎)3g、元胡10g、九香虫10g、白花蛇舌草30g、党参30g、生白术20g、茯苓20g、吴茱萸4g、黄连4g、干姜10g、海螵蛸60g、佩兰(后下)30g、炒鸡内金10g、三棱10g、苍术10g。水煎服,日1剂,早晚分服。10剂后复诊。6月30日二诊:胃脘部疼痛明显缓解,纳差改善,反酸烧心、呃逆嗳气均减轻,苔白稍腻,脉弦涩改善,精神略转好。上方去元胡,海螵蛸减至30g,加浙贝母10g以抑酸止痛,加蒲公英30g、川芎10g以清热活血。10剂后三诊:诸症大减,胃中已无明显疼痛,偶感饭后胀满不适,效不更方,守原方去九香虫、刺猬皮,加苏梗10g以畅中行气,间断口服中药6个月,均以黄芪苦参汤加减治疗,胃中无明显不适,如常人。2019年初复查胃镜见:慢性非萎缩性胃炎。病理回报:(胃窦)轻度慢性萎缩性活动性胃炎。

[内蒙古中医药,2021,40(6):83]

(二十四)当归

【原文】

味甘,温。主咳逆上气,温疟[1]寒热,洗洗在皮肤中[2],妇人漏下绝子,诸恶创疡、金创。煮饮之[3]。一名干归。

【注释】

[1]温疟:疟疾的一种。临床以先热后寒(或无寒但热)为主证。又有风伤卫疟、阳明瘅疟等名称。《素问·六元正纪大论》:"火郁之发,民病温疟。"《素问·疟论》:"先伤于风,而后伤于寒,故先热而后寒也,亦以时作,名曰温疟。"

[2]洗洗在皮肤中:洗洗,读音xǐ xǐ,指寒栗貌;此处指疟疾发作时因寒冷而战栗,肌肤起粟粒状。

[3]煮饮之:某些中药以煮后饮汤为优。充满阳气的水(热水)

是汤之范式。水液代谢的每一个环节都离不开阳气的参与,因"阳动而散,故阳化气"(《类经》)。唯此水才能在"液态"的基础上,更多地以"气态"的形式敷布全身。

【原文串讲】

本品味甘,性温。主治咳逆上气,温疟寒热发作,肌肤战栗,可见起粟粒状。治妇女漏下绝子不孕之症,能治各种败恶疮疡、金刃外创。水煮饮之。异名干归。

【临床解读】

比较《本经》中当归的效用:

古今皆用的效用有味甘温。妇人漏下绝子,诸恶创疡金创。煮饮之。

古存今失的效用为主咳逆上气,温疟寒热,洗洗在皮肤中。

1.《本经》中当归功用与现代临床功用相同处:

①味甘温。本品味甘能补,性温能通。

②妇人漏下绝子。当归既可养血补血,又能活血调经,故对不孕,不论虚实,均可配伍相应的药物使用。如《摄生众妙方》当归泽兰丸、《饲鹤亭集方》当归养血丸,均用本品与白芍、黄芪等同用。

③诸恶创疡金创。当归既能活血散瘀,又能止痛,对于痈疽疔疖诸证均可用之,当归补血汤常用治外伤性骨折患者。

④煮饮之。当归以煮后饮汤为优。

2.《本经》当归特有的与现代临床功用不同处:

①主咳逆上气。本品具有治咳逆上气之功效。《本草蒙筌》指出:"主咳逆上气。议者以当归血药,如何治胸中气也? 殊不知当归非独主血,味兼辛散,乃为血中气药。况咳逆上气,非止一端,亦有阴虚,阳无所附,以致然者。今用血药补阴,与阳齐等,则血和而气降矣。"《本草求真》也认为:"是以气逆而见咳逆上气者。则当用此以和血。血和而气则降矣。"临床上当归常与熟地、陈皮、半夏等药合用,主治肺肾虚寒,水泛为痰,或年高阴虚,气血不足,外感

风寒,咳嗽呕恶,多痰喘急等症。如金水六君煎(《景岳全书》)。另外当归常与柴胡、细辛、防风、麻黄等药合用。主治五脏虚乏不足,上气,如柴胡当归汤《圣济总录》。当归常配川芎、炙甘草、炮姜、人参、黄芪、熟地等,主治产后气短发喘,如续气养营汤(《胎产秘书》)。而《太平惠民和剂局方》中的苏子降气汤,以苏子降气、化痰、平喘为主;以肉桂、当归温肾纳气止咳为辅;佐甘草和中协调诸药,生姜和胃降逆;合而用之,可使气降痰除,喘逆自平。

②温疟寒热,洗洗在皮肤中。《本草经解》指出:"肝为风,心为火,风火为阳,但热不寒者为温疟。风火乘肺,肺主皮毛,寒热洗洗在皮毛中。肺受风火之邪,不能固皮毛也。当归入心入肝,肝血足则风定,心血足则火息,而皮毛中寒热自愈也。"当归常与柴胡、白芷、附子、人参等药合用,主治虚劳寒热,日渐羸瘦,行步艰难,饮食不进,状如疟疾。如柴胡当归汤(《圣济总录》)。《惠直堂经验方》中的一两金,以当归配首乌、牛膝、青皮,主治疟疾。

【临床应用】

1. 胸膜炎。旋覆花、茜草、当归、泽泻组成复方,治疗肋间神经痛,胸膜粘连,肝炎后综合征取得良好疗效。[新中医,1989,24(4):22]

2. 会厌肿块、咽部息肉、声带结节。会厌逐瘀汤(柴胡、枳壳、桔梗、玄参、桃仁、红花、当归、赤芍、甘草、生地),每天1剂,水煎服。效果颇佳。[上海中医药杂志,1982(8):36]

3. 多形红斑。复方当归液每日1次肌内注射4ml,15~20日为1个疗程,治疗多形红斑34例,均获痊愈。[中华医学杂志,1961(5):317]

4. 慢性支气管炎。以5%当归液注入膻中、肺俞、定喘、孔最等穴。每次每穴注入0.5~1ml。针刺入(深1.5cm左右)后,用摇动针管及轻度提插的手法,使针下产生酸胀感觉,然后缓缓注入药液。总有效率为89.3%。[中药大辞典(上册),上海人民出版社,

5. 突发性耳聋。用 200% 浓当归注射液 20ml 加 30% 葡萄糖 20ml 静脉注射,每日 1 次,以 5 天为 1 个疗程,共用药 3~4 疗程。有效率 75%。突发性耳聋伴眩晕者一般疗效较差。[中西医结合杂志,1986,6(9):536]

6. 慢性咽炎。用 50% 当归液注射患者感到有酸麻胀痛之敏感点,此点多在第 4~5 颈椎旁开 5 分处。在敏感点进针,推进药液 0.5ml,每日 1 次,10 次为 1 个疗程,效果良好。[中日友好医院学报,1987,1(1):8]

【药理研究】

1. 对子宫平滑肌具有双向性作用。可对抗垂体后叶素、组胺、肾上腺素及乙酰胆碱等引起的子宫收缩。当归流浸膏主要作用为兴奋,大剂量有时呈抑制作用。

2. 抗心律失常作用。

3. 增加冠脉血流量,对心肌缺血亦有明显保护作用。

4. 降血脂及抗动脉粥样硬化作用。

5. 抑制血小板聚集作用。

6. 有极显著的生血作用。

7. 提高机体免疫力的作用。

8. 保肝作用。

9. 抗肿瘤作用。

10. 平喘作用。

11. 抗炎和镇痛作用。

12. 抗氧化和清除自由基的作用。

13. 抗菌作用。

【临床医案】

刘某,女,25 岁。1980 年 9 月 18 日诊,5 天前恶寒发热,胸闷不适,头痛骨楚。曾用感冒冲剂治疗,次日热退,症状缓解,第 3 天上述症状再发,于恶寒时查血找到疟原虫。因妊娠4月,未接受奎宁治疗。今又呵欠乏力,恶寒战栗,继而高热39.8℃,口渴引饮,小便短赤,脉弦数,舌红,苔腻微黄。诊为妊娠合并疟疾,治以常山饮合当归散加减。处方:常山、熟地各15g,青蒿30g,柴胡、陈皮、川芎各9g,草果、甘草各6g,当归、白芍、黄芩、白术各12g。服药3剂,疟疾未再发作,寒热、头痛骨楚、胸闷诸症锐减,唯咽干口苦,纳谷不香。守原方去草果、柴胡,加北沙参30g、建曲15g,续进3剂。于服药后第5天诸症平息,连续2天取血复查,疟原虫阴性。随访3个月,妊娠正常,疟疾未复发。

[江西中医药,1959(6):17]

(二十五) 通草[1]

【原文】

味辛,平。除脾胃寒热,通利九窍、血脉、关节,令人不忘。一名附支。

【注释】

[1] 通草:唐朝之前历代本草中的通草,其药材基原为木通科木通,即现代的中药"木通"。《神农本草经》的通草就是木通。《伤寒论》中"当归四逆汤"中通草,其基原应为木通科木通,药用部位为其藤茎。明朝李时珍指出"有细细孔,两头皆通,故名通草,即今所谓木通也。今之通草乃古之通脱木也"。明朝已明确将木通与通草分别开来。此处指的为木通。

【原文串讲】

本品味辛,性平。除脾胃寒热,通利九窍、血脉、关节,可令人不忘。异名附支。

【临床解读】

比较《本经》中木通的功效:

古今皆用的功效有味辛,平。除脾胃寒热,通利九窍、关节。

古存今失的功效为通利血脉,令人不忘。

1.《本经》木通功用与现代临床功用相同处:

①味辛,平。本品味辛能行,性平微寒能清热。

②除脾胃寒热。本品入阳明胃经,除脾胃寒热。

③通利关节。本品具有通利关节功效,又能利水湿,药性寒凉,尤宜于湿热痹痛,可与黄柏、牛膝、薏苡仁等同用。

④通利九窍。本品能通利九窍,宋《日华子本草》又谓其"安心除烦,止渴退热,治健忘,明耳目,治鼻塞,通小肠,下水"。可治热淋之小便不利,淋沥涩痛,大小便不通,目伤睛损,鼻塞不闻香臭。

2.《本经》木通特有的与现代临床功用不同处:

①通利血脉。本品具有通利血脉功效,《外台秘要》中的消血理中膏,木通与大黄、猪脂、桂心、干姜、当归、血余等同用,主治堕落积瘀血。《中医妇科治疗学》之加味泽兰汤,木通配泽兰、丹参、当归、酒芍、甘草等,主治单纯血瘀之月经过少,少腹时痛,硬而有块,按之痛甚。《伤寒论》当归四逆汤,细辛与当归、桂枝、木通同用,以治疗血虚而寒邪凝滞者。现代还以之治疗肢端动脉痉挛病(雷诺病)、血栓闭塞性脉管炎、无脉症、冻疮等,皆取其散寒、通络、止痛之效。

②令人不忘。本品归心经,可通神明,《景岳全书》服蛮煎,木通与生地、麦门冬、芍药、石菖蒲、石斛、茯神等合用,主治郁结不遂,疑虑惊恐,而致痴呆。又可清心神,《陈素庵妇科补解》之金石清心饮,木通配石莲肉、金箔、郁金、麦冬、丹皮、赤苓等,主治客热与内火相搏,心神昏闷,登高而歌,去衣而走,妄言谵语,如风鬼神。《普济方》之软朱砂延寿水仙丹,木通配辰砂、白及等,主治男子元气虚损,酒色损惫,面色黄瘦,多睡少力,精神恍惚。

【临床应用】

1. 小儿滴虫性肠炎。取苦参25g,木通15g,加水200ml,文火煎煮,浓缩至 15~20ml,为 1 次用量。每晚保留灌肠 1 次。灌肠前令患儿排便 1 次,药液温度宜 37~37.5℃,插管深入 10~15cm,慢慢推药。拔管后令家长捏紧双侧臀部 5~8 分钟。效果良好。[山东中医杂志,1989(3):53]

2. 小儿癫痫。抗痫片(桃仁、赤芍、红花、川芎、半夏、香附、木通、苏子、青皮、甘草、陈皮、大腹皮、桑白皮)一般疗程在 4 个月以上,总有效率在 80% 以上。[中医杂志,1989(12):27]

3. 急性软组织扭挫伤。用威灵仙、当归、乳香、没药、续断、白芷各 30g,延胡、木通、大黄各 25g,木鳖、木香、红花各 20g。共研成细末,用蜂蜜或医用凡士林调制成活血止痛膏,外敷患处,3 天换药 1 次。均在用药 2~4 次获愈。[新疆中医药,1988(2):32]

【药理研究】

1. 抗肿瘤作用。

2. 抗氧化作用。

3. 抗炎作用。

4. 利尿作用。

5. 抗菌作用。

6. 抗抑郁作用。

【临床医案】

刘某,女,25 岁,已婚。婚后 2 年不孕。1986 年 8 月 20 日初诊,患者少腹坠胀而痛,按之则甚,带下量多,色黄而臭秽,腰酸乏力,易怒,口苦。月经周期规律,来潮持续 6 天左右。舌苔黄,脉弦。输卵管通液术 2 次均不通,B 超提示双侧输卵管炎性增粗,其夫做有关检查,未发现异常。此乃肝郁不舒,气血凝滞,湿热内阻所致。治宜舒肝理气,祛瘀活血,清热利湿。处方:穿山甲 10g,木通 10g,黄柏 10g,柴胡 10g,青皮 10g,郁金 10g,延胡索 10g,生茜草 10g,炒桃仁 10g,红花 10g,路路通 15g,川牛膝 15g,昆布 20g,蒲公英 30g,败酱草 30g。如法服用,1 个疗程后症状消失,3 个疗程后已怀孕。

［河北中医,1992,14（1）:25］

（二十六）芍药[1]

【原文】

味苦,平。主邪气腹痛,除血痹,破坚积、寒热、疝瘕[2],止痛,利小便,益气。

【注释】

[1]芍药:《本经》无白芍与赤芍之分。仲景时代芍药赤白不分,均在使用。

[2]疝瘕:疝瘕是一种疾病的名称。疝瘕多是由寒邪与脏气相搏,结聚少腹,冤热而痛,溲出血液。疝瘕一词,见于中医经典《黄帝内经》,全书共见3次,指由于寒凝气积致腹中包块,气积而痛和/或伴有小便出白的病证。

【原文串讲】

本品味苦,性平。主邪气腹痛,除血痹麻木疼痛,破滞削坚、除寒热证、疝瘕,能止痛,利小便,益气。

【临床解读】

比较《本经》中芍药的效用:

古今皆用的效用有味苦,平。主邪气腹痛,寒热、疝瘕,止痛,利小便。

古存今失的效用为除血痹,破坚积、益气。

1.《本经》中芍药功用与现代临床功用相同处:

①味苦,平。本品味苦泻降,性平微寒能清热。

②主邪气腹痛,止痛。白芍长于柔肝止痛。治肝血亏虚,肝气不和,筋脉失养,所致胁肋脘腹胀痛,或四肢拘挛疼痛。

③寒热。本品能除寒热。张仲景之桂枝汤,桂枝、芍药、炙甘草、生姜、大枣五味药相配。主治太阳中风,阳浮而阴弱。阳浮者,热自发;阴弱者,汗自出。啬啬恶寒,淅淅恶风,翕翕发热,鼻鸣干

呕者。

④疝瘕。本品具有消疝瘕之功效。《备急千金要方》中大理气丸,芍药配牛膝、甘草、人参、茯苓、远志、苦参、丹参、半夏、橘皮等。主治万病,疝瘕癥结。

⑤利小便。赤芍苦寒泻降,能清热利尿通淋,用治湿热下注,小便不利。用治小便五淋,常与槟榔为末服,如《博济方》。

2.《本经》芍药特有的与现代临床功用不同处:

①除血痹。本品具有除血痹之功效。张仲景在血痹虚劳篇中用的黄芪桂枝五物汤,方中黄芪为君,补在表之卫气。桂枝散风寒而温经通痹,与黄芪配伍,益气温阳,和血通经。芍药养血和营而通血痹,与桂枝合用,调营卫而和表里,两药为臣。更加姜枣,气血畅行,则血痹必除。又如《景岳全书》中的三气饮,由白芍、附子、当归、枸杞、杜仲、熟地等组成。用治血气亏损,风寒湿乘虚内侵,筋骨历节痹痛之症。安徽名老中医张琼林以自拟的化坚逐痹汤治疗关节痹痛疗效突出,方中白芍30g,为主药之一。

②破坚积。本品具有破坚积之功效。临床上芍药常与当归、白术、鳖甲等药合用,主治心腹痛胀满,脐下有积聚,不欲饮食。如赤芍药丸(《太平圣惠方》)。中国人民解放军第302医院的汪承柏教授重用赤芍60g,治疗慢性肝炎、失代偿肝硬化病人见大量腹水、高血清胆红素者,取得较好效果。陕西省中医药研究院郭教礼老中医也重用赤芍60g以上治疗原发性硬化性胆管炎。赤芍有活血散瘀止痛之功,治血滞经闭、痛经、癥瘕腹痛,可配当归、川芎、延胡索等药用,如少腹逐瘀汤。如《太平圣惠方》的赤芍药丸,赤芍配当归、白术、鳖甲、诃黎勒、干姜、人参、肉豆蔻等,主治心腹痛胀满,脐下有积聚,不欲饮食。

③益气。本品具有益气之功效。李时珍在《本草纲目》中指出白芍"同人参补气"。陈嘉议认为白芍"同参芪益气",缪希雍则具体提出白芍有补脾的观点。临床上芍药常与炙甘草、莲肉、青黛

等药合用,主治麻疹后元气不复,脾胃虚弱,羸瘦,身无潮热者。如白芍汤(《麻科活人全书》)。如《普济方》中的远志,白芍配白术、白茯苓、人参、朱砂、川芎、羌活、防风等,主治心气不足。《丹溪心法》的山楂曲术丸,白芍配黄芩、白术、半夏、神曲、山楂共六味药,主治脾泄。老人奉养太过,饮食伤脾,常常泄泻。

【临床应用】

1. 骨质增生症。以白芍 60g、木瓜 12g、鸡血藤 15g、威灵仙 15g、甘草 12g,随证加味,每天 1 剂,水煎服。效果良好。[新中医,1980(1):18]

2. 不宁腿综合征。白芍 15g,甘草 15g,水煎,分 2 次服,日暮各 1 次。总有效率 100%。[河北中医,1984(3):29]

3. 类风湿性关节炎。白芍总苷每天 1.2~1.8g,口服,连用 8 周,对类风湿性关节炎患者有明显疗效,不仅改善临床症状与体征,降低血沉和类风湿因子滴度,而且对类风湿性关节炎患者的异常免疫功能有机能依赖性恢复作用。[中国药理学通报,1994(2):117]

4. 哮喘。取白芍 30g,甘草 15g,共为细末。每以 30g 加开水 100~150ml,煮沸 3~5 分钟,澄清温服。共治 35 例,药后 30~120 分钟,效果良好。[中医杂志,1987(9):66]

5. 胃及十二指肠溃疡。白芍 200g,甘草 150g,白胡椒 20g,共研细末。每次 5g,每天 3 次,饭前 30 分钟口服,2 个月为 1 个疗程。2 个月未愈可续服第 2 疗程。总有效率 96.2%,效果良好。[黑龙江中医药,1992(1):26]

【药理研究】

1. 有明显镇痛作用。

2. 解痉作用。

3. 抗炎、抗溃疡作用。

4. 对免疫功能有双向调节作用。

5. 扩张血管,增加器官血流量和耐缺氧的作用。

6. 抗菌作用。

7. 抗诱变与抗肿瘤作用。

【临床医案】

田某某,女,25岁。1990年12月15日诊。患者1个多月前起阴道流血,量少,20天后,血量增多,40天后流血不止,疑为先兆流产,来我院妇产科就诊。检查:宫体水平位,稍小,左侧附件区可触及6cm×5cm×5cm大小囊性包块。B超检查:左侧卵巢区见7.1cm×6.5cm×4.9cm之囊性肿块,诊断为卵巢囊肿。给"妇血宁"等止血药物治疗1周,流血仍量多,血色淡,块少,腹痛下坠,腰痛、便干,来中医科求治。诊见舌质淡红,苔薄白,脉细。此属气虚不摄,血不归经,兼血瘀湿聚。治以益气摄血为主,兼化瘀利湿。处方:党参、薏苡仁各30g,黄芪50g,生地黄、熟地黄、白芍、茯苓各20g,当归、乌药、小茴香、大黄各10g,仙鹤草、旱莲草、益母草、茜草炭、桑寄生各15g,甘草5g。水煎服,每日1剂。服3剂后,流血减少,腹痛、腰痛均消失,大便稀。上方去大黄,加阿胶15g(冲),服1剂后,流血即止,腹部有凉感。上方去生地黄、益母草,连服3剂,诸症悉除。1991年1月13日月经来潮,经色、经量均正常,无块,腰痛、腹痛。按初诊方去大黄,加阿胶15g,连服3日,月经5天即净。患者求嗣心切,月经周期第11天给益肾养血之剂:熟地黄、生地黄、白芍、淫羊藿、枸杞子各15g,当归、首乌各12g,甘草6g。连服3剂。1个半月后查尿妊娠试验阳性,B超示:宫体增大,见妊囊,直径4.0cm,其内有胎芽及胎心。

[四川中医,1992(5):36]

(二十七)瞿麦

【原文】

味苦,寒。主关格[1],诸癃结,小便不通,出刺,决痈肿,明目去翳,破胎堕子,下闭血。一名巨句麦。

【注释】

[1]关格：小便之不通谓之关，呕吐时作谓之格。多见于水肿、癃闭、淋证等病的晚期。相当于西医慢性肾衰竭病证。

【原文串讲】

本品味苦，性寒。主治水肿、癃闭、淋证等病的晚期，诸癃闭，小便不通，可出刺入之物，破痈消肿，可明目去翳，破胎堕子，活血治闭经。异名巨句麦。

【临床解读】

比较《本经》中瞿麦的功效：

古今皆用的功用有味苦，寒。主关格，诸癃结，小便不通，破胎堕子，下闭血。

古存今失的功效为出刺，决痈肿，明目去翳。

1.《本经》瞿麦功用与现代临床功用相同处：

①味苦，寒。本品苦寒泄降，导热下行。

②主关格，诸癃结，小便不通。本品有利尿通淋之功，常与木通、车前子同用，主治湿热下注，热淋，血淋，石淋，或小便癃闭不通，小腹急满。如八正散（《太平惠民和剂局方》）。

③破胎堕子，下闭血。本品苦寒性降，活血堕胎，用于血热兼瘀阻所致的闭经，可治难产，或经三日五日，不得平安，或横或竖，或一手出，或一脚出，百计千方，终不平安。如苏膏（《医心方》）。

2.《本经》瞿麦特有的与现代临床功用不同处：

①出刺。本品可出刺入之物，《长沙药解》指出瞿麦："消骨鲠，出竹刺，拔箭镞，皆其疏决开窍之力也。"《本草易读》指出瞿麦："治骨哽，水下末（第五）。竹木入肉，水煎末服（第六）。箭刀在肉，酒下末（第七）。"《本草纲目》引《外台秘要》方，治竹木入肉：瞿麦为末。水服方寸匕。或煮汁，日饮三次。

②决痈肿。本品可消痈肿。《本草崇原》指出瞿麦："出刺决痈肿者，津液随三焦出，气以温肌肉，则肌肉之刺可出，而肌肉之痈肿

可决也。"《圣济总录》中的连翘汤,瞿麦与升麻、玄参、生干地黄等合用,主治吹乳乳痈。《圣济总录》之柴胡煎,瞿麦与柴胡、知母、木通、淡竹叶、大黄等同用,主治热毒痈肿,血不散,初觉憎寒干渴,四肢烦闷。又如《外台秘要》的排脓止痛利小便散,瞿麦与芍药、赤小豆、桂心、川芎、麦门冬等合用,主治痈疽发背。

③明目去翳。本品可明目去翳。《本草崇原》指出瞿麦:"明目去翳者,肝通窍于目,肝气和而目明也。"《伤寒总病论》中的大黄栀子汤,瞿麦与生大黄、升麻、甘草、栀子等伍用,主治热病毒气入眼,赤痛生翳,不见光明者。《张皆春眼科证治》之加减导赤泻白散,瞿麦与生地、木通、桑皮、桔梗、酒黄芩等合用,主治心肺火盛,胬肉攀睛。胬肉肥厚,色赤,头嫩白而尖厚,壅塞刺痛,结眵黏稠者。《圣济总录》的花鸠丸,瞿麦与花鸠、羊肝、细辛、防风、桂、黄连、蕤仁等同用,主治内障青盲翳晕,及时暂昏暗,一切眼疾。又如《苏沈良方》之还睛神明酒,瞿麦与黄连、石决明、草决明、石膏、蕤仁、好酒五斗等同用,主治目盲,瞳子俱损,翳如云,赤白肤肉如乳头。

【临床应用】

1. 生殖器疱疹。处方组成:黄柏12g,苍术10g,苦参15g,白鲜皮12g,地肤子12g,蛇床子12g,丹皮12g,瞿麦10g,萹蓄10g,滑石15g,木通9g,车前子10g,龙胆草12g,黄芩10g,生大黄9g,甘草6g。3剂,水煎服,日2次,渣再煎外洗。服药3剂疼止,溃疡面减小,原方继服3剂,效果良好。[安徽中医临床杂志,2001(3):211]

2. 带下赤白。处方组成:潞党参30g,焦白术10g,云茯苓12g,川桂枝10g,莪术10g,泽兰12g,益母草30g,全当归12g,桃仁10g,瞿麦12g,温六散12g(包煎)。水煎服,日1剂,早晚温服。1月为1个疗程。效果良好。[中医杂志,1988(8):18]

3. 顽固性呕吐。瓜蒌瞿麦丸主之,处方:瓜蒌根15g,瞿麦12g,茯苓15g,山药15g,熟附子6g,水煎服,日1剂,早晚温服。1周为1个疗程。效果良好。[福建中医药,1998(6):29]

【药理研究】

1. 利尿作用。
2. 促进肠蠕动作用。
3. 降压作用。
4. 灭虫的作用。
5. 抗菌作用。

【临床医案】

王某某,男,30岁,已婚,工人,入院时间:1984年10月30日。患者半月前劳累受寒,两侧肩、肘、膝关节游走性疼痛,伴发热咽痛,尿道刺痛,小便黄赤,但无尿频尿急。其他医院曾按上呼吸道感染、尿道炎治疗未效。体检:体温39.9℃,心率110次/min,舌红苔黄腻,脉濡数。咽充血,扁桃体(-),两侧肩、肘、膝关节稍肿胀,活动受限,血沉80mm/h,抗链球菌溶血素O(抗"O")<500IU/ml(500U),类风湿因子(+),血常规:血红蛋白85g/L(8.5g/dl),白细胞1.12×10^9/L(11200mm³),中性粒细胞百分比80%,淋巴细胞百分比20%。尿常规:蛋白(+),白细胞(+),红细胞(+),中段尿培养(-),血培养(-),肝功能及心电图均正常。免疫球蛋白G(IgG)增高为22g/L(2200mg/dl),免疫球蛋白A(IgA),免疫球蛋白M(IgM),C3补体正常。主要受累关节X线摄片均未发现骨质破坏等改变。中医诊断为风湿热痹及热淋,西医诊断为莱特尔综合征。治疗宜清热化湿,祛风通络,利尿通淋,以白虎加桂枝汤合四妙丸加减:生石膏(先煎)60g,知母10g,桂枝6g,黄柏10g,苍术10g,生薏苡仁30g,牛膝12g,萆薢10g,瞿麦15g,六一散(包煎)25g,老鹤草30g,日1剂,煎服。至服药第4天,患者发热及关节疼痛均减轻,但见肉眼血尿及尿中血块,尿道刺痛加重。经追问,为患者暗自口服保泰松两天所致副作用,遂嘱立即停用之,并调整方子为八正散合小蓟饮子加减,清热通淋、凉血止血,另配合青霉素短期肌注1周,血尿消失,尿道刺痛亦轻。之后重新改服入院时中药方,共服药20

二、《神农本草经》各论

余天,关节疼痛及尿道刺痛均消,血沉、血及尿常规均正常而出院。随访两年,未复发。

［南京中医学院学报,1987(4):71］

(二十八) 元参[1]

【原文】

味苦,微寒。主腹中寒热积聚,女子产乳余疾,补肾气,令人目明。一名重台。

【注释】

[1]元参。元参正名为玄参,"玄,黑色也","其茎微似人参,故得参名"。本品因形状、颜色而得名。又称"黑参""黑玄参"。

【原文串讲】

本品味苦,性微寒。主治腹中寒热积聚,治女子产乳余疾,能补肾气,可令人目明。异名重台。

【临床解读】

比较《本经》中玄参的效用:

古今皆用的效用有味苦微寒。主腹中寒热积聚。

古存今失的效用为女子产乳余疾,补肾气,令人目明。

1.《本经》中玄参功用与现代临床功用相同处:

①味苦微寒。苦能泄,性寒清热。

②主腹中寒热积聚。本品有泻火解毒、软坚散结之功,配浙贝母、牡蛎,可治痰火郁结之瘰疬,如消瘰丸(《医学心悟》)。

2.《本经》玄参特有的与现代临床功用不同处:

①女子产乳余疾。本品具有治女子产乳余疾之功效。《神农本草经百种录》曰:"《内经》所谓诸寒之而热者,取之阴是也。产后血脱则阴衰,而火无所制,又不可以寒凉折之;气血未宁,又不能纳峻补之剂。惟玄参宁火而带微补,用之最为的当也。"张锡纯解释说:"因其性凉而不寒,又善滋阴,且兼有补性(凡名参者皆含有

补性),故产后血虚生热及产后寒温诸证,热入阳明者用之最宜。"临床上玄参常与芍药、连翘、防己、升麻等药合用。主治产后妒乳,乳汁不泄,结成痈肿。如玄参汤(《圣济总录》)。玄参常与麦冬、石菖蒲、浮小麦、枣仁、茯神、天冬等配伍,主治妇人脏躁,妊娠无故悲泣。《医宗金鉴》中的连翘散,玄参与连翘、防风、白蔹、芒硝、大黄、射干、升麻、白芍合用,主治妒乳症。

②补肾气,令人目明。本品具有补肾气之功。临床上玄参常与人参、熟地、当归等药合用。主治肝肾两亏,或脾胃虚弱,精气不能上荣,或肝经风热,耗伤精汁,睛珠失濡所致圆翳内障。如二参还睛汤《张皆春眼科证治》,具有补肝肾以益精血,健脾胃以养瞳神作用。《陈素庵妇科补解》的补肾地黄汤,玄参常与熟地、麦冬、知母、黄柏、泽泻、山药、远志、茯神等合用。主治肾虚津竭,经水不通。《石室秘录》的润阴坚骨汤,元参与熟地、麦冬、牛膝配伍。主治痿病。阳明胃火,铄尽肾水,骨中空虚,久卧床席,不能辙起。

【临床应用】

1. 慢性前列腺炎。处方组成:玄参 15g,生地 15g,阿胶 10g(烊化),黄柏 10g,蒲公英 20g,紫草 20g,车前草 10g,乳香、没药各 10g,水煎服,每日 1 剂,1~2 个月为 1 个疗程。总有效率为 86%。[山西中医,1990,6(2):20]

2. 红斑性肢痛症。处方组成:白薇、知母各 12g,黄连 20g,金银花 90g,玄参 60g,白芍、甘草各 30g,蝉蜕 10g,每日 1 剂,水煎服。治疗红斑性肢痛 27 例。服药 2~3 剂,疼痛缓解者 6 例;服 4~9 剂,疼痛缓解者 19 例;无效 2 例。[河北中医,1990,12(4):9]

3. 乳病。处方组成:沙参 30g、麦冬 15g、当归 10g、熟地 15g、枸杞 15g、炙甘草 6g、白芍 15g、制首乌 15g、玄参 30g、枣皮 6g,水煎服,日 1 剂,早晚温服。14 天为 1 个疗程。效果良好。[四川中医,1985(5):31]

【药理研究】

1. 抗氧化作用。

2. 保肝作用。

3. 免疫增强活性作用。

4. 促进纤溶作用。

5. 抗血小板聚集作用。

6. 降血压作用。

7. 扩张冠状动脉作用。

8. 降低血压和血糖作用。

9. 提高免疫力作用。

【临床医案】

沈某,男,71岁,1998年4月初诊。脘腹痞满3个月,加重2周。伴疼痛,乏力,纳差,舌淡、苔少,脉细弦。B超检查示:血吸虫性肝硬化,肝肿大,右肋下2.0cm;脾肿大,呈12.7cm×4.8cm大小,左肋下4.0cm。治以消痞散积。处方:玄参30g,当归20g,柴胡10g。水煎服,每天1剂。服5剂后腹胀大减,饮食增加。守方服20剂。腹痞满已消,诸症悉平,复查B超示:肝硬化,肝脾肿大消减。

[新中医,2000,32(1):51]

(二十九) 百合

【原文】

味甘,平。主邪气腹胀,心痛,利大小便,补中益气。

【原文串讲】

本品味甘,性平。主治邪气腹胀,治心痛,能利大小便,能补中益气。

【临床解读】

比较《本经》中百合的功效:

古今皆用的功用有味甘,平。主邪气腹胀,心痛。

古存今失的功效为补中益气,利大小便。

1.《本经》百合功用与现代临床功用相同处:

①味甘,平。味甘能补,平。性平微寒能清。

②主邪气腹胀,心痛。《药性论》亦谓其能"除心下急、满、痛",如《时方妙用》百合汤,以之与乌药配伍,主治心口痛、气痛、火痛诸证。而现代用药,则以本品为主药,配伍乌药、川楝子等行气止痛药,治疗脘腹胀痛,疗效甚好。

2.《本经》百合特有的与现代临床功用不同处:

①补中益气。本品能补中益气。如《全国中药成药处方集》中的健胃丸,百合配香附、良姜、香橼、木香、贡桂、白豆蔻等,主治胸膈胀满,胃脘剧痛,呕哕吞酸,消化不良,腹痛肢瘦,中气不足,二便不调,泻痢后重,神疲气短。《全国中药成药处方集》之补虚止嗽丸,百合配党参、白术、云苓、当归、广皮、半夏等同用,主治中气虚弱,日久咳嗽。《鸡峰普济方》中的六神散,百合配人参、白术、黄芪、甘草、茯苓六味,水煎服,主治脾胃虚弱,不思饮食,肌体瘦瘠,咽干口燥。如《不居集》之资成汤,百合配人参、白芍、扁豆、山药、茯神等药,主治虚劳遗精盗汗,食少泄泻,虚劳不任芪、术、归、地者。

②利大小便。本品为甘寒滑利之品,能"利大小便",可用于浮肿、小便不利之证的治疗。如《证治准绳》百合汤,以之与茯苓、大腹皮、紫苏等同用,主治咳喘胸闷、浮肿腹胀、小便淋涩等症。《邹云翔医集》滋肾养肺汤,以之与北沙参、麦冬、黑芝麻、桑寄生、川断、芦根、天花粉等同用,共奏滋养肺肾、清热利尿之功,用于治慢性肾盂肾炎,症见小便淋沥,伴口干咽燥、头痛、便秘者。

【临床应用】

1. 胃窦炎。百合汤,组成:当归、百合、乌药、川芎、延胡索等药,服药 10 天至 1 个月后症状明显好转。[河北中医,1985(1):35]

2. 胃脘痛。胃脘隐痛、腹胀、恶心、纳呆、吞酸等症,用百合、乌药、白芍、红花、山药、黄芪、甘草、黄连组成"萎胃百合汤",随证加味,每日1剂,3个月为一疗程,有效率89.3%。[上海中医药杂志,1992(10):15]

3. 流行性出血热多尿期。用百合60g,配伍黄精60g、人参3g(另炖)、炙甘草6g,每日1剂,水煎服,3天为1个疗程,同时,加服黑米稀粥,总有效率98%。[陕西中医,1993(4):157]

【药理研究】

1. 止咳、祛痰作用。

2. 强壮作用。

3. 抗过敏作用。

4. 镇静作用。

5. 耐缺氧作用。

【临床医案】

患者,男,50岁。1985年9月初诊。患者自诉1985年3月在某医院诊为肺腺癌,因不愿接受手术治疗,遂来就诊。症见咳嗽,声哑,时见痰血,胸闷疲乏,口干喜饮,纳少,汗多,二便尚可,舌质红、苔黄,脉细弦。辨为气阴两虚,治以益气养阴,润肺化痰,佐以消积。方取百合固金汤加减:百合9g,生地10g,熟地10g,玄参9g,川贝母6g,桔梗6g,大麦冬9g,北黄芪15g,薏苡仁9g,生牡蛎24g(先煎),仙鹤草15g,白花蛇舌草15g。并嘱每早服薏米汤,同时服生晒参、潞党参,以补五脏之阴。3年来有时仅感疲乏,轻微咳嗽,一直边上班边服药,症状稳定,未见复发。

[中国社区医师,2012,28(15):16]

(三十)知母

【原文】

味苦,寒。主消渴热中,除邪气[1],肢体浮肿,下水,补不足,益气。一名蚔母,一名连母,一名野蓼,一名地参,一名水参,一名水浚,一名货母,一名蝭母。

【注释】

[1]邪气:中医指伤人致病的因素,诸如风、寒、暑、湿、燥、热(火)、食积、痰饮等。

【原文串讲】

本品味苦,性寒。主治消渴热中,能祛除邪气,治肢体浮肿,能利水,可补不足益气。异名蚳母、连母、野蓼、地参、水参、水浚、货母、蝭母。

【临床解读】

比较《本经》中知母的效用:

古今皆用的效用有味苦,寒。主消渴热中,除邪气。

古存今失的效用为肢体浮肿,下水,补不足,益气。

1.《本经》知母功用与现代临床功用相同处:

①味苦,寒。本品味苦能泄,性寒清热。

②主消渴热中。本品能泻肺火、滋肺阴,泻胃火、滋胃阴,泻肾火、滋肾阴,可用治阴虚内热之消渴证,常配天花粉、葛根等药用,如玉液汤(《医学衷中参西录》)。

③除邪气。本品能除邪气,常治外感热病,高热烦渴者,常与石膏相须为用,如白虎汤(《伤寒论》)。

2.《本经》知母特有的与现代临床功用不同处:

①肢体浮肿,下水。本品具育阴利水,治肢体浮肿之功效。还可用于带下、下痢、小便涩滞等证。知母善泻有余之相火,使火郁得开,水湿得除,而治水肿。《金匮要略》桂枝芍药知母汤治诸肢节疼痛,身体尪羸,脚肿如脱,头眩短气,温温欲吐者。其方中知母下水消肿。《古今录验方》泽漆汤,以本品与泽泻、海藻、茯苓、丹参、秦艽、防己、猪苓、大黄同用,治"寒热当风,饮多暴肿,身如吹,脉浮数"。治疗阴虚火灼,小便淋痛或癃闭者,如《医学衷中参西录》劳淋汤,以知母、山药、芡实、阿胶、白芍同用治劳淋。《景岳全书》化

阴煎,以知母、生地、熟地、猪苓、泽泻、黄柏、车前子同用,治"阴虚火旺,小便癃闭,淋浊疼痛"。

②补不足,益气。本品具有补不足,益气之功效。《本草经解》曰知母"补不足者,苦寒补寒水之不足也。益气者,苦寒益五脏之阴气也"。临床上知母常与鳖甲、柴胡、葛根等药合用,主治伤寒新愈后,劳动用力,或饮食过伤,致劳复。如知母汤(《圣济总录》)。知母还常配柴胡、黄连、赤芍、龙胆、黄芩、地骨皮等,主治妇人血风劳气,头目昏眩,胸背拘急,四肢疼痛,心躁烦热,气满腹胀,腰膝无力,经候不调。如柴胡丸(《圣济总录》)。又如《医学衷中参西录》升陷汤,知母配黄芪、升麻、柴胡、桔梗,治胸中大气下陷,气短不足以息。

【临床应用】

1. 前列腺肥大症。知柏坤草汤处方:知母、黄柏、牛膝各20g,丹参30~50g,大黄10~15g,益母草50g。水煎服,日1剂,早晚温服。1周为1个疗程。效果良好。[中西医结合杂志,1988(3):155]

2. 血精。知柏小蓟饮(知母、山茱萸各9g,黄柏10g,生地、山药、土茯苓、炒蒲黄各15g,小蓟、白茅根各30g,三七粉1.5g)煎服。1个月为1个疗程。效果良好。[江苏中医,1992,13(12):10]

3. 输尿管结石。知柏牛芍排石汤处方:知母9g、黄柏9g、牛膝12g、白芍12g、金钱草30g、海金沙10g、滑石30g、甘草6g、木通3g、乌药9g。水煎服,日1剂,早晚温服。2个月为1个疗程。效果良好。[安徽中医学院学报,1990,9(1):36]

4. 风湿热(风湿病急性活动期)。处方组成:生石膏、生地黄、赤芍、知母、黄柏、羌活、防风、防己同用,水煎服。[全国中草药汇编(上册),人民卫生出版社,1996:259]

【药理研究】

1. 抗病原微生物作用。

2. 降血糖作用。

3. 解热作用。

4. 抗肿瘤作用。

5. 利胆作用和抑制血小板聚集作用。

【临床医案】

王某,女,74岁,既往2型糖尿病史10余年,一直口服降糖药物治疗,未严密监测血糖水平。近1月来因上呼吸道感染后出现全身重度浮肿伴小关节疼痛,屈伸不利,尿中可见大量泡沫,进行日常活动即心慌气短,面色虚浮无华,畏寒肢冷,食纳减,夜寐欠佳,舌淡胖,边有齿痕,苔白滑,脉沉弱。辅助检查:空腹血糖12mmol/L,类风湿因子阳性,尿蛋白(+++),血清白蛋白29g/L。证属消渴(下消),阴阳俱虚,水饮内停。予肾气丸双补肾之阴阳令肾气缓生,考虑患者有全身小关节疼痛且屈伸不利,与《金匮要略》所载之历节颇为接近,故予合用桂枝芍药知母汤,处方如下:熟地15g,山茱萸10g,山药10g,茯苓10g,牡丹皮10g,泽泻10g,附子3g,桂枝6g,麻黄8g,白术15g,白芍15g,知母15g,防风10g,生姜10g,甘草4g。5剂。患者服药5剂后,全身水肿已基本消退,关节疼痛缓解,心慌气短明显减轻,食欲睡眠均有所改善,仍畏寒,但较前减轻,舌淡胖,苔白,脉缓。予前方5剂继服以善后。

[中华中医药学刊,2009(3):598]

(三十一) 黄芩

【原文】

味苦,平。主诸热黄疸,肠澼[1]泄利,逐水,下血闭,恶创,疽蚀[2],火疡[3]。一名腐肠。

【注释】

[1]肠澼:①指痢疾。"澼"指垢腻黏滑似涕似脓的液体。自肠排出,故称肠澼。《景岳全书》:"痢疾一证,即《内经》之肠澼也。"②指便血。《古今医鉴》:"夫肠澼者,大便下血也。"

〔2〕疽蚀:疽指局部皮肤肿胀坚硬而皮色不变的毒疮。蚀指损伤,腐烂之意。此处是指毒疮腐烂。

〔3〕火疡:火疡又名火疳,是指实火上攻白睛,无从宣泄,致白睛里层向外隆起局限性紫红色结节的眼病。类似西医学之表层巩膜炎及前巩膜炎。

【原文串讲】

本品味苦,性平。主治诸热黄疸,大肠泄利,能逐水,活血治闭经,治恶疮,毒疮腐烂,实火上攻白睛之火疡。异名腐肠。

【临床解读】

比较《本经》中黄芩的功效:

古今皆用的功用有味苦,主诸热黄疸,肠澼泄利。恶创,疽蚀。

古存今失的功效为性平。逐水,下血闭,火疡。

1.《本经》黄芩功用与现代临床功用相同处:

①味苦。本品苦能泄降,可清热降气。

②主诸热黄疸,肠澼泄利。本品性味苦寒,功能清热燥湿,治湿温、暑湿、胸闷呕恶,湿热痞满、黄疸泻痢。

③恶创,疽蚀。本品有清热泻火,清解热毒的作用,可用治火毒炽盛之痈肿疮毒。

2.《本经》黄芩特有的与现代临床功用不同处:

①性平。根据本品能治诸热、火疡之症分析,药性应寒,而非性平。

②逐水。本品能逐水饮,如《古今医统大全》中的二术四苓汤,黄芩与白术、苍术、茯苓、猪苓、泽泻等合用,主治诸湿肿满,一身尽痛,发热烦闷,二便不利。又如《备急千金要方》的大五饮丸,黄芩配远志、苦参、乌贼骨、藜芦、白术、甘遂等,主治由饮酒后及伤寒饮冷水过多所致五饮:留饮,停水在心下;僻饮,水在两胁下;淡饮,水在胃中;溢饮,水溢在膈上五脏间;流饮,水在肠间,动摇有声。《伤寒论》之生姜泻心汤,黄芩与生姜、甘草、人参、干姜、半夏

等同用，主治伤寒汗后，胃阳虚弱，水饮内停，心下痞硬，肠鸣下利。《陈素庵妇科补解》的肾着汤，黄芩配以香附、陈皮、甘草、川芎、木香等，主治妊娠胎水肿满。

③下血闭。《本草经解》曰："血闭者，实热在血分而经闭不通也。心主血，味苦清心，则能下泄，所以主之。"如《圣济总录》中的黄芩汤，黄芩配芍药、赤茯苓、大黄、熟干地黄、桃仁等，主治产后腹中满痛，血露不尽。

④火疡。本品能清解热毒明目，《圣济总录》中的黄芩汤，黄芩配以黄连、木通、柴胡、赤芍药、地骨皮等。主治白膜晕赤侵黑睛生翳，横冲瞳仁，成丁翳痛。又如《太平圣惠方》之黄芩散，黄芩配以决明子、防风、川升麻、川大黄、甘草等，主治小儿眼生翳膜，体热心烦。《太平圣惠方》的黄芩散，黄芩配以栀子仁、黄连、葳蕤、川升麻、蕤仁、甘草等，主治斑痘疮入眼，口干心烦。《秘传眼科七十二症全书》洗眼散，薄荷、荆芥、防风、黄芩等洗眼，治天行赤眼外障。《太平圣惠方》的黄芩散，黄芩配以栀子仁、黄连、川升麻、蕤仁、甘草、犀角屑（现已禁用，以水牛角代）等。主治眼生蟹目。《圣济总录》之黄芩汤，黄芩与枳壳、葳蕤、木通、甘草合用，主治热毒攻眼，小眦偏赤。《普济方》升麻汤，以升麻与黄芩、大黄、薄荷、泽泻、甘草同用，治眼壅热，两目如桃，肿胀昏暗，视物不明，翳膜遮障痛。

【临床应用】

1. 痔疮急性水肿，疼痛难忍。麻黄与升麻、黄芩等，日1剂，水煎，2次分服。2周为1个疗程。效果良好。[中医杂志，1992（4）：5]

2. 肾炎、肾盂肾炎。用黄芩提取物制成5%黄芩素注射液，每次肌注100~200mg（儿童减半），每日2次。治疗期配合卧床休息、低盐饮食，1个月为1个疗程。效果良好。[山东医药，1972（7）：16]

3. 高血压。将黄芩制成20%的酊剂，每次5~10ml，日服3次。

4周为1个疗程。效果良好。[上海中医药杂志,1956(1):22]

【药理研究】

1. 抗菌作用。

2. 对真菌亦有抑制作用。

3. 抗变态反应与抗炎作用。

4. 解热作用。

5. 解毒、保肝作用。

6. 镇静作用。

7. 降压作用。

8. 利胆与解痉作用。

9. 利尿作用。

【临床医案】

夏某,女性,45岁,2012年8月6日初诊。患者双眼涩痒疼痛、畏光流泪、眼灼热3天,刻下鼻塞、流脓涕,头痛发热,舌红,苔黄厚,脉数;查双眼结膜充血(++),球结膜点状出血。诊断为急性结膜炎,辨证属瘀热伤络、风热并重,予银花解毒汤加减:金银花30g,连翘15g,黄芩15g,防风15g,赤芍15g,滑石10g,石膏30g,薄荷10g,麻黄6g,白术15g,木通10g。水煎服,每日1剂。另予氧氟沙星滴眼液(泰利必妥滴眼液)滴眼。3天后诸症明显减轻,前方继用5剂而愈。

[中国中医急症,2012(12):2050]

(三十二) 茅根[1]

【原文】

味甘,寒。主劳伤虚羸[2],补中益气,除瘀血、血闭[3]、寒热,利小便。其苗,主下水。一名兰根,一名茹根。

【注释】

[1]茅根:茅根即白茅根。

［2］虚赢:虚赢是指虚弱。

［3］血闭:血闭即经闭。

【原文串讲】

本品味甘,性寒。主治虚劳损伤身体虚弱,能补中益气,活血祛瘀、治妇人经闭或寒或热,可通利小便。异名兰根、茹根。

【临床解读】

比较《本经》中白茅根的效用:

古今皆用的效用有味甘,寒。寒热,利小便。其苗,主下水。

古存今失的效用为主劳伤虚赢,补中益气,除瘀血、血闭。

1.《本经》白茅根功用与现代临床功用相同处:

①味甘,寒。味甘能补,性寒清热。

②寒热。本品既能清胃热又能清肺热用治胃热呕吐,肺热咳喘。

③利小便。本品能利小便,治热淋、水肿、小便不利,湿热黄疸。

④其苗,主下水。白茅根芽苗也可利水,近代极少用。

2.《本经》白茅根特有的与现代临床功用不同处:

①主劳伤虚赢,补中益气。本品补气治虚。《医学衷中参西录》中的二鲜饮,以鲜茅根、鲜藕煮汁常常饮用,主治虚劳证,痰中带血。《太平圣惠方》的木通散,补中益气配木通、栝楼根、漏芦、麦门冬、芦根、人参、赤茯苓等,主治产后气血虚,津液少,令乳无汁。《圣济总录》的白术汤,茅根配白术、附子、陈橘皮、人参、桂、芍药、枇杷叶等,主治脾胃气弱,留饮停积,饮食不化,呕吐不止。《圣济总录》中的丁香汤,白茅根与丁香、胡椒、槟榔同煎,主治小儿胃气虚寒,呕吐不止,不下乳食。

②除瘀血、血闭。本品可除瘀血,《日华子本草》曰:"茅根之主妇人月经不匀,通血脉淋沥。"《本草经疏》以本品与牛膝、生地、童便配伍,用治妇女血热经枯之经闭。据报道临床用白茅根、连

翘、平地木、射干、赤芍、川牛膝、藕节、牡丹皮,治闭经,进药5剂月经来潮,经量如初。《南方医话》记载:重用白茅根0.5kg,甘寒消瘀利水,治瘀血蓄积于肠胃之证,效果良好。

【临床应用】

1. 血吸虫病肝硬化。处方组成:鳖甲、柴胡、白术、青皮、五灵脂、丹参、鸡内金、白茅根等组成健脾软肝汤,煎服。2个月为1个疗程,效果良好。[湖北中医杂志,1988(10):52]

2. 血精。知柏小蓟饮(知母、山茱萸各9g,黄柏10g,生地、山药、土茯苓、炒蒲黄各15g,小蓟、白茅根各30g,三七粉1.5g)煎服。2个月为1个疗程,效果良好。[江苏中医,1992,13(12):10]

3. 乙型肝炎。夏枯草配伍白花蛇舌草、白茅根、板蓝根等,每日1剂水煎服,同时服维生素C每次200mg,每日3次,疗程2~3个月,效果良好。[中国中西医结合杂志,1986,6(6):366]

4. 百日咳。取枇杷叶1000g,百部1000g,白茅根1000g,大蒜头500g,丝瓜络250g,清水12500ml,药汁煎至4000ml,每次服1小杯,日服3次有效。[中草药学,江西药科学校革委会,1971:379]

【药理研究】

1. 有促凝血作用。
2. 有利尿作用。
3. 有抗菌抗病毒作用。
4. 有镇咳祛痰作用。

【临床医案】

某年春月,余在福鼎南镇治一姚氏妇人。前医谓水肿病,投附子、桂枝、吴茱萸、干姜、苍术、陈皮、大腹皮等数剂无效,延邀余诊。察其面色晦暗,口唇微甜,口苦且干而不欲饮,心烦不寐,午后低热,腹胀如鼓,按之稍坚,满腹青筋显露,指甲黯紫,大便艰,小溲短赤,舌黯苔黄,脉象细数。此过服辛燥,伤及胃络,化热动血,瘀血蓄积于肠胃,不得畅通故也。须用甘寒消瘀利水之品治之。我按

《神农本草经》对茅根功用之记述，独取茅根 0.5kg，剥皮留尖，以米泔水浸泡 3 小时，用清水半锅，浓煎取汁 3 碗，嘱患者频频服之。每日 1 剂，3 剂后，下黑便甚多，小溲通利，腹胀渐退。一味茅根，竟获显效。

再有，浙江平阳有一陈氏妇人。妊娠 3 月，虑胎火内炽，自取茅根 120g，煎服之，而致胎漏不止，延医无效，终成小产。《日华子本草》曰："茅根之主妇人月经不匀，通血脉淋沥。"故世有妊娠忌茅根之说。验如斯药，对症也罢，误用也罢，其下血消瘀之功皆已可见。

呜呼！茅根之功岂只凉血止血，清热利尿？药圣李时珍赞茅根曰："良药也，世人以微而忽之……"对茅根之钟爱跃然纸上。

[南方医话，北京科学技术出版社，2015：573]

（三十三）紫菀

【原文】

味苦温。主咳逆上气，胸中寒热结气，去蛊毒，痿躄[1]，安五脏。

【注释】

[1]痿躄：病名。痿之又名。主要指四肢痿弱、足不能行。

【原文串讲】

本品味苦性温。主治咳逆上气，治胸中或寒或热，结气胀满，能杀虫驱蛊，治四肢痿弱、足不能行，可安定五脏。

【临床解读】

比较《本经》中紫菀的功效：

古今皆用的功用有味苦温。主治咳逆上气。

古存今失的功效为胸中寒热结气，去蛊毒，痿躄，安五脏。

1.《本经》紫菀功用与现代临床功用相同处：

①有味苦，温。味苦可泄，温而不燥。

②主咳逆上气。本品甘润苦泄,温而不燥,主归肺经,长于润肺下气,开肺郁,化痰浊而止咳,无论外感、内伤、寒、热、虚、实之咳嗽皆可用之。

2.《本经》紫菀特有的与现代临床功用不同处:

①胸中寒热结气。寒气,即呕逆恶心;热气,即说物不竟而迫。《本草经解》曰:"厥阴主散寒热结气者,厥阴有或寒或热之气结也。结而不散,厥阴病矣,紫菀气温,可以散寒,味苦可以散热也。"《太平圣惠方》中的乌头丸,紫菀与川乌头、桃仁、桂心、前胡、人参等同用,主治寒、热、恚、怒、喜、忧、愁等七气,积聚不散,在于心腹,结块如杯,胸中气隔,吐逆不能下食。《备急千金要方》的七气丸,紫菀与乌头、大黄、半夏、前胡、细辛等合用,主治七气积聚,坚大如杯,若盘在心下,腹中疾痛,饮食不能。《鸡峰普济方》的大温白丹,紫菀配吴茱萸、菖蒲、枇杷叶、桔梗、茯苓等,主治男子妇人心腹积聚,久瘕癖块,大如杯碗。

②去蛊毒。本品能杀虫驱蛊,如《医垒元戎》中的万病紫菀丸,紫菀与吴茱萸、菖蒲、柴胡、厚朴、桔梗、皂荚等同用,主治久患痃癖如碗大,绕脐绞痛,一切虫咬,十种虫病,十种蛊病。《备急千金要方》之大度世丸,紫菀配牛黄、大黄、雄黄、细辛、附子等,主治瘕结积聚,伏尸,长病寒热,注气流行皮中。中医学上蛊分为:"羌毒、猫鬼、野道、射工、沙虱、水毒。"《医略十三篇》的射影丸,紫菀配白芷、大贝母、甘草、大蒜、青黛、雄黄等,主治射工沙虱毒,但手足逆冷,甚至手足麻木不仁,冷过肘膝。

③痿躄。本品能治四肢痿弱。《本经逢原》:"紫菀,肺经血分之药……痿躄由肺热叶焦,紫菀专通肺气,使热从溲便去耳。"《备急千金要方》中的补伤散,紫菀配天门冬、防风、泽泻、人参、白薇等,主治肺伤善泄,咳,善惊恐,不能动筋,不可以远行,膝不可久立。《校注妇人良方》之独活细辛散,紫菀与独活、细辛、附子、甘菊花、麻黄、白芷等同用,主治肺脏中风,胸满短气,冒闷汗出,嘘吸颤

掉,声嘶体重,四肢痿弱。《太平圣惠方》的五味子散,紫菀与五味子、续断、人参、紫苏子、钟乳粉等合用,主治虚劳上气,四肢羸弱,不能饮食。

④安五脏。本品能益心安五脏,《本草经解》:"紫菀……心为君,主十二官之宰,五脏之主也。味苦益心,心安则五脏皆安也。"《圣济总录》中的烧肝散,紫菀配茵陈、石斛、当归、木香、桂、人参等。功用补五脏,通气脉,和脾胃,止泄痢。主治冷劳,面色萎黄,泄痢。《太平圣惠方》之人参散,紫菀与人参、茯神、赤石脂、龙骨、当归、白术、白芍等同用,主治心气虚悸,恍惚多忘,或梦寐惊魇,肾气不足。《普济方》中的补肺散,紫菀与桑白皮、熟地黄、人参、黄芪、五味子等同用,主治劳嗽,五脏亏损,晡时发热,盗汗自汗,唾痰喘嗽。

【临床应用】

1. 尿潴留小便不通。处方组成:紫菀 60g、黄芪 60g、白术 20g、升麻 6g、肉桂 6g、车前子 15g,水煎服,每日 1 剂,治疗有效。效果良好。[陕西中医,1985,6(4):166]

2. 肺痿。用药主要包括紫菀、杏仁、前胡、五味子、枸杞子、山萸肉、淫羊藿、白果、丹参、茯苓等。水煎,每日 1 剂,分 2 次服。4周为 1 个疗程,效果良好。[北京中医药,2013,32(5):349]

3. 原发性多汗症。处方组成:北柴胡 10g,黄芩片 15g,清半夏 9g,乌梅 20g,五味子 20g,蜜紫菀 10g,百部 10g,鸡内金 30g,炒僵蚕 6g,乌梢蛇 6g,黄芪 15g,补骨脂 15g,酸枣仁 15g,肉豆蔻 10g,桑螵蛸 6g。水煎服,日 1 剂,分 2 次温服。4周为 1 个疗程。效果良好。[中医临床研究,2021,13(26):115]

【药理研究】

1. 有抗菌作用。

2. 抗肿瘤作用。

3. 镇咳、平喘作用。

4. 祛痰作用。

5. 抗病毒作用。

6. 抗氧化活性作用。

【临床医案】

程某某,男,21岁。病史:自幼有风湿性心脏病病史,近年来动则气急、咳嗽、心悸不宁。体检:面色灰黑,唇甲青紫,左胸廓凸出畸形,心尖搏动在左侧第二肋间锁骨中线外1.5cm,舒张期震颤触及。心率96次/min,心律不齐,心尖区二级吹风样收缩期杂音,二级滚筒样舒张期杂音,肝在右肋下1.5cm,有叩击痛、触痛,舌苔薄,舌边有痕斑,脉结代,胸片示:肺动脉段突出,左心室向左向下扩大,两肺纹理增深。心电图示:电轴左偏,心室扩大。诊断:心痹病(风湿性心脏病,二尖瓣关闭不全及狭窄)。治法:活血化瘀,益气通阳,养心宁心。处方:紫菀15g,款冬15g,桂枝6g,丹参15g,党参12g,枣仁4.5g,牡蛎30g(先煎)。服用7剂,心悸不安改善,心率为88次/min。原方加赤芍12g,连服21剂,唇甲青紫、面色灰黑明显消退。

[上海中医药杂志,1992(11):33]

(三十四) 紫草

【原文】

味苦,寒。主心腹邪气,五疸[1],补中益气,利九窍,通水道。一名紫丹,一名紫芙,一名地血。

【注释】

[1]五疸:五种黄疸的合称。指黄疸、谷疸、酒疸、女劳疸、黑疸。

【原文串讲】

本品味苦,性寒。主治心腹邪气,五种黄疸,能补中益气,开利九窍,通利水道。异名紫丹、紫芙、地血。

【临床解读】

比较《本经》中紫草的效用：

古今皆用的效用有主心腹邪气。

古存今失的效用为味苦，寒。五疸，补中益气，利九窍，通水道。

1.《本经》中紫草功用与现代临床功用相同处：

主心腹邪气。《本草经疏》："紫草为凉血之要药，故主心腹邪热之气。"治温病血热毒盛，斑疹紫黑，麻疹不透。

2.《本经》紫草特有的与现代临床功用不同处：

①味苦，寒。本品性味历代论述不同，目前认为甘、咸，寒。但《本经》认为："苦，寒。"《本草经疏》认为："苦寒性滑，故利九窍而通水道也。"《本草正义》认为："紫草，气味苦寒，而色紫入血，故清理血分之热。"

②五疸。《本草经疏》："五疸者，湿热在脾胃所成，去湿除热利窍，其疸自愈。"《圣济总录》之白英丸，紫草与白英、白蔹、芒硝、大黄、茵陈蒿等合用，主治中焦热结，胃气郁伏，身发黄疸。《本草切要》用紫草三钱，茵陈草一两。水煎服。治五疸热黄。据报道0.1%紫草素注射液肌注，每次2ml，治疗急性无黄疸性肝炎及慢性肝炎，有较好疗效。

③补中益气。《本草经疏》曰："邪热在内，能损中气，邪热散即能补中益气矣。"本品乃祛邪而扶正。《张氏医通》参芪四圣散，紫草与人参、黄芪、白术、茯苓、芍药等合用，主治痘。胃虚少食，发热作渴而起发迟。《全国中药成药处方集》之鹿茸膏，紫草与鹿茸、麻油、甘草、芝麻、天门冬、菟丝子等合用为膏，每日一帖，贴脐上。主治五劳七伤，半身不遂，虚冷腹痛。

④利九窍，通水道。《本草便读》指出本品："甘寒咸滑相兼，宣窍通肠"。紫草性滑而利九窍，水道之下段，也属九窍之一，通利则水道自畅，小便自利。《经验医库》之止痛四物汤，紫草与当归、生

地黄、防风、白头翁、黄芪等合用。主治肝火阻滞,小便淋沥时痛,茎肿,溺出如刀割。《仁斋直指小儿方论》之大连翘汤,紫草与连翘、瞿麦、荆芥、木通、车前子等同用,主治疮疹壮热,小便不通。

【临床应用】

1. 慢性肾小球肾炎。以黄精、紫草根、旱莲草各50g,生地、黄芪各25g,牡丹皮、知母、泽泻、萆薢、鸡内金各15g,水煎服,日1剂,早晚温服。3个月为1个疗程。效果良好。[中级医刊,1978(9):22]

2. 习惯性便秘。用当归、莱菔子各20g,煎煮沉淀后滤过去渣,入蜂蜜200g混匀煮沸,每日200ml,分2次服,有效率94.0%。[湖南中医杂志,1987,3(1):11]

3. 慢性前列腺炎。处方组成:玄参15g,生地15g,阿胶10g(烊化),黄柏10g,蒲公英20g,紫草20g,车前草10g,乳香、没药各10g,每日1剂,水煎服,有效率为86%。[山西中医,1990,6(2):20]

【药理研究】

1. 抗病原微生物作用。

2. 抗炎作用。

3. 抗癌作用。

4. 兴奋心血管系统及缓和解热作用。

5. 可逆性的抗生育作用。

6. 降血糖等作用。

【临床医案】

王某,男,38岁,农民,于1991年10月29日就诊。因强力劳动后突然左侧腰腹部阵发性酸痛,继而出现尿出不畅伴血尿,溺时茎中灼热作痛,舌尖红、苔薄黄、脉数有力。尿检:红细胞满视野,白细胞(+),脓细胞(++)。B超提示:左侧肾盂积水伴左输尿管上端结石。辨证为湿热阻滞下焦,化火灼阴,热伤阴络,故尿血而痛。予清热泻火,通淋排石方:紫草30g,金钱草30g,王不留行子20g(焙

二、《神农本草经》各论

熟研冲),生大黄 12g(后下),甘草 6g。浓煎 2 次早晚分服。服 1 剂后疼痛及血尿减轻,3 剂后症状消失,服 15 剂后排出结石 1 枚,B超复查:积水及结石消失,尿检正常。

[中医杂志,1996(5):261]

(三十五) 白藓[1]

【原文】

味苦,寒。主头风[2],黄疸,咳逆,淋沥,女子阴中肿痛,湿痹死肌,不可屈伸起止行步。

【注释】

[1]白藓:白藓即为白鲜皮。

[2]头风:病症名。经久难愈之头痛。《医林绳墨·头痛》:"浅而近者,名曰头痛;深而远者,名曰头风。"

【原文串讲】

本品味苦,性寒。主治经久难愈之头痛,黄疸,咳逆,淋沥,女子阴中肿痛,可治湿痹死肌,四肢不可屈伸,起止行步困难之症。

【临床解读】

比较《本经》中白鲜皮的功效:

古今皆用的功用有味苦,寒,黄疸,淋沥,女子阴中肿痛,湿痹死肌,不可屈伸起止行步。

古存今失的功效为主头风,咳逆。

1.《本经》白鲜皮功用与现代临床功用相同处:

①味苦,寒。本品味苦燥湿,性寒清热。

②黄疸,淋沥。本品善清热燥湿,可治湿热蕴蒸之黄疸、尿赤、热淋。

③女子阴中肿痛。本品清热燥湿、泻火解毒、祛风止痒。常用治湿热疮毒、肌肤溃烂、黄水淋漓,阴肿阴痒等症。

④湿痹死肌,不可屈伸起止行步。本品既能清热燥湿,又能祛

风通痹,可治风湿热痹,关节红肿热痛,不可屈伸者。

2.《本经》白鲜皮特有的与现代临床功用不同处:

①主头风。本品祛风止痛,《圣济总录》中的白鲜皮汤,白鲜皮配菊花、石膏、荆芥穗、桂、甘草、麻黄等,主治伤寒头痛。《普济方》之天麻虎骨散,白鲜皮与虎胫骨(现已禁用,用代用品)、天麻、木香、羌活等合用,主治肝元风气,上攻头目昏疼。《圣济总录》之大安汤,白鲜皮配麻黄、防风、川芎、羌活等,主治风邪伤人,寒热时作,头痛烦躁,周身疼痛。

②咳逆。本品具有祛风止咳作用,《圣济总录》中有白鲜皮汤,主治肺风虚热气胀,鼻中生疮,喘息促急,时复寒热。以白鲜皮配玄参、葛根、白前、大黄、知母、鳖甲等水煎服。又如《太平圣惠方》中的前胡散,白鲜皮与前胡、半夏、柴胡、桑根白皮、黄芪等合用,主治伤寒后夹劳,寒热时作,咳嗽盗汗。《圣济总录》之羚羊角丸,白鲜皮与羚羊角、升麻、蔓荆实、秦艽、恶实等同用。主治肺中风,气急,背项强硬,语声嘶败。又《焦氏喉科枕秘》的桔梗汤,白鲜皮与桔梗、瓜蒌仁、百合、防风、当归、枳壳、黄芪等同用,主治肺痈,咳嗽吐脓血。现代药理学研究白鲜皮具有抗过敏、消炎和调节抗体释放的功能,还能改善气道渗出现象,从而改善通气功能。对哮喘有积极治疗作用。

【临床应用】

1. 小儿急性哮喘性支气管炎,证属哮喘发作期热型。治用清肺止哮汤加味。药用黄芩5g,射干5g,重楼5g,白鲜皮5g,苦参3g,紫苏子5g,地龙5g,白屈菜5g,枳实5g。1剂水煎2次,混合药汁,浓缩至30ml,分3次口服,同时合服"小儿哮咳喘胶囊",每次2粒(0.5g),1日3次。2周为1个疗程。效果良好。[全国第26届中医儿科学术会暨王烈教授学术思想研讨会论文集,2009:267]

2. 咽痒久咳。处方组成:黄芪30g,白术、川芎、蝉蜕、白鲜皮各15g,防风10g,麻黄8g。水煎服日1剂,分2次温服。2周为1

个疗程。效果良好。［中国民间疗法，1998（3）：34］

【药理研究】

1. 抗炎作用。

2. 抗肿瘤作用。

3. 抗生育作用。

4. 杀虫作用。

5. 提高免疫力及抗衰老作用。

6. 解热作用。

7. 抗过敏作用。

【临床医案】

患者，女，8岁，2005年10月12日初诊。患儿4年前因患感冒后突发呼吸困难，咳嗽，喘息，被诊断为支气管哮喘，经抗炎及激素治疗后，症状得以缓解。而后每逢季节变更时即发作咳喘，发作时常需要激素治疗，症状方可缓解。此次就诊因3天前受寒后，于当晚发作咳嗽、气喘不能平卧，经西药治疗效果不佳，而来本所求治。证见咳嗽，气促，口唇略干，鼻塞，苔薄腻，脉细滑数。听诊两肺呼吸音粗，布满哮鸣音。即予本方：炙麻黄、炙桑皮、葶苈子、杏仁、天竺黄、苍耳子、辛夷、白鲜皮、地龙、旋覆花。加莱菔子、紫菀、川贝、款冬花、鹅管石，共3剂。约于当日下午1时服药，至当晚5时服第2煎时，气急渐平，已能平卧，但咳嗽不止，次日气急平，咳嗽减轻，两肺听诊哮鸣音明显减少，3天后见患儿精神好转，气急平，偶有咳嗽，听诊两肺呼吸音略粗，哮鸣音消失。再予原方3剂后，病告痊愈。

［中国社区医师，2011（29）：195］

（三十六）藁本

【原文】

味辛，温。主妇人疝瘕[1]，阴中寒[2]、肿痛，腹中急，除风头痛，长肌肤,悦颜色。一名鬼卿,一名地新。

【注释】

[1]妇人疝瘕:妇人疝瘕之病,由饮食不调,血气劳伤,或胎产经行,风冷相搏所致。盖疝者,痛也;瘕者,假也。《薛立斋医学全书》曰:"若血涸月事不行,行后小腹有块,或时动移,前阴突出,后阴痔核,皆女子之疝也。但女子不谓之疝,而谓之瘕。"

[2]阴中寒:又称阴寒,为病证名。指前阴有寒冷感觉的病证。

【原文串讲】

本品味辛,性温。主治妇人疝瘕,阴中寒、脐腹肿痛,腹中拘急,可除风头痛,能长肌肤,悦颜色。异名鬼卿、地新。

【临床解读】

比较《本经》中藁本的功效:

古今皆用的功用为味辛,温。除风头痛。

古存今失的功效为主妇人疝瘕,阴中寒、肿痛,腹中急。长肌肤,悦颜色。

1.《本经》藁本功用与现代临床功用相同处:

①味辛,温。本品辛散温通。

②除风头痛。本品性味俱升,善达巅顶,以发散太阳经风寒湿邪见长,并有较好的止痛作用,常用治太阳风寒,循经上犯,症见头痛、巅顶痛甚者。

2.《本经》藁本特有的与现代临床功用不同处:

①主妇人疝瘕,阴中寒、肿痛,腹中急。本品散寒除湿。《本草正义》指出:"藁本味辛气温,上行升散,专主太阳太阴之寒风寒湿,而能疏达厥阴郁滞,功用与细辛、川芎、羌活近似。《本经》主妇人疝瘕、阴中寒、肿痛、腹中急,皆清阳不振,厥阴之气郁窒不伸为病,温以和之,升以举之,解结除寒,斯急痛可已,疝瘕可除。"《备急千金要方》中的大泽兰丸,藁本与泽兰、当归、甘草、紫石英、川芎等合用,主治妇人虚损及中风余病,疝瘕,阴中冷痛。又如《药庵医学丛

书·论医集》之丙种宝月丹,藁本配白薇、泽兰、当归、白芷、人参、蜀椒等,主治月经不调,经行腹痛,并治痞块、癥瘕、乳岩、颈疬等瘤疾。《太平圣惠方》中的附子丸,藁本与附子、吴茱萸、细辛、川乌等同用,主治寒疝冷气,心腹积聚,绕脐切痛,食饮不下。

②长肌肤,悦颜色。本品外达肌肤,上行颜面,可祛风除湿,温通散寒,以收祛斑止痒,洁面护肤之效。古代本草所谓该药能"长肌肤,悦颜色","可作沐药面脂","治皮肤疵、酒渣、粉刺","治头面及遍身皮肤风湿",多指此而言。故历代治疗皮肤病及美容护肤方中常有选用本品者。《日华子本草》指出:"藁本治病疾,并皮肤疵皯、酒齇、粉刺。"如《疡医大全》中的玉盘散,藁本配白牵牛、甘松、香附、天花粉、白蔹等,主治男妇面上雀斑,粉刺。又如《备急千金要方》之玉屑面膏,藁本配玉屑、川芎、土瓜根、葳蕤、桃仁、白芷等,功用令人洁白光润。主治面无光泽,皮肉皱黑。《普济方》中的茯苓膏,藁本与猪蹄、白粱米、白茯苓、商陆、葳蕤等合用,功用令皮肤悦泽白润。主治面多鼾黯及手皱。《普济方》藁本散,以之配伍牵牛子、皂荚、黑豆,为散外用,以治色斑。《外科证治全书》以之配伍甘松、白僵蚕、防风、绿豆等,为末,擦患部,治疗黄褐斑。

【临床应用】

1. 面部色斑。中药祛斑美白霜适量,局部外用。由川芎 8g,藁本、防风、独活、二氧化钛、尿素各 5g,维生素 E 0.02g,氮酮 1g 组成。以橄榄油脂、白凡士林、单甘油酯、尼泊金乙酯、液体石蜡等为油相,甘油、十二醇硫酸钠、蒸馏水为水相,共同制成。[中成药,1991(3):9]

2. 痛经,闭经。女金丸,药物组成:当归、白芍、川芎、熟地黄、党参、藁本、白术、肉桂、益母草、牡丹皮、鹿角霜、阿胶等制成大蜜丸,每丸重 9g。口服。每次 1 丸,每日 2 次。1 个月为 1 个疗程。效果良好。[中国社区医师,2010(15):13]

3. 神经性皮炎。用 50% 藁本注射液于病损处皮下注射。一般每个病损每周注射 2 次,每次 5~10ml。如病损较多,或范围较大,可每日轮流注射,以便每周内每个病损均能注射 2 次。每次注射后的晚间,局部可用热敷,避免形成硬结。效果良好。[旅大市(现大连市)第二人民医院临床资料,1972(1):28-31]

【药理研究】

1. 抑菌作用。

2. 镇静作用。

3. 镇痛作用。

4. 解热作用。

5. 抗炎作用。

6. 平喘作用。

【临床医案】

患者,女,26 岁,教师,2014 年 11 月 20 日就诊。14 岁初潮即轻度痛经,逐年加重。腰背酸楚,乳房作胀,少腹不温,手足畏寒,行经少腹疼痛、剧烈难耐、额头冷汗甚至不能动作,伴乏力甚,经量多、色黯、有血块。每次行经需服布洛芬胶囊等方能缓解,曾多次医治,未能根除。外院诊断为原发性痛经。刻诊:月经将行,舌淡白,苔薄白润,脉沉细。中医诊断:痛经(证属阳虚内寒),治宜温寒补虚、调经止痛,方用《金匮要略》温经汤加减:川芎 10g,白芍 10g,当归 10g,吴茱萸 6g,炙甘草 10g,桂枝 10g,阿胶 10g,牡丹皮 10g,党参 20g,生姜 10g,麦冬 20g,姜半夏 10g,炮姜 6g,香附 10g,延胡索 10g,藁本 9g,鹿角霜 10g。每日 1 剂,水煎,早晚分服。服 3 剂后,月经适来,腹部仍痛但已较轻,可不服止痛药物。守方继服 4 剂,月经停止,嘱其每次月经来潮前守方服 3 剂,行经期服 4 剂。经调理 3 个月经周期,12 年之痛经遂告痊愈,后随访 3 年未复发。

本妙用在治疗寒凝血瘀型痛经过程中,受天津中医药大学妇科名医哈荔田教授治疗寒凝胞中痛经之启发,黄老在少腹逐瘀汤、温经汤中加入藁本,用意在于寒邪在内则不仅要祛内寒,更应宣通。藁本味辛、性温,归膀胱经,功效祛风散寒、除湿止痛。《神农本草经》谓其"主妇人疝瘕,阴中寒,肿痛,腹中急,除风头痛"。笔者认为,藁本之妙在于给寒邪以出路,寒者热之,治寒以热,内消寒气,向外宣通。

[中国中医药信息杂志,2018,25(5):105]

(三十七)萆薢

【原文】

味苦,平。主腰背痛,强骨节,风寒湿周痹[1],恶创不瘳,热气[2]。

【注释】

[1]周痹:见(二十二)磁石,注[1]。

[2]热气:"热气"解释有三。①指阳气。《素问·阴阳应象大论》:"寒气生浊,热气生清。"②指六气之一,夏令主气,也是自然界致病因素之一。《素问·疟论》:"夏伤于暑,热气盛,藏于皮肤之内。"③指因气机不宜,阳气郁积而变化为可导致疾病的邪气。此处指的是阳气,并有二意,一可热气生清,分清去浊。二能阳气内托,疗恶创不瘳。

【原文串讲】

本品味苦,性平。主治腰背痛,能强骨节,祛风寒湿、治周身掣痛麻木并作之周痹,可热气生清,分清去浊,使阳气内托,疗恶创不瘳。

【临床解读】

比较《本经》中萆薢的效用:

古今皆用的效用有味苦,平。主腰背痛,强骨节,风寒湿、周痹,热气。

古存今失的效用为恶创不瘳。

1.《本经》萆薢功用与现代临床功用相同处：

①味苦，平。本品味苦能泄，性平，作用缓和。

②主腰背痛，强骨节，风寒湿、周痹。本品能祛风除湿，通络止痛。善治腰膝痹痛，筋脉屈伸不利。偏于寒湿者，可与附子、牛膝同用，如萆薢丸（《圣济总录》）。

③热气。本品可热气生清，分清去浊。善利湿而分清去浊，现代为治膏淋要药。

2.《本经》萆薢特有的与现代临床功用不同处：

恶创不瘳。本品能阳气内托而消疮，疗恶创不瘳。如《外科发挥》的萆薢汤，独用川萆薢一味，主治喉腭溃蚀，与鼻相通，面蚀痛溃，久不愈者。《外科正宗》中的萆薢汤，萆薢配苦参、防风、生首乌、威灵仙、当归等，主治结毒。筋骨疼痛，头胀欲破，及已溃烂者。《口齿类要》之萆薢散，萆薢配当归、白芷、皂角刺、薏苡仁等，主治杨梅疮，不拘初起溃烂，或发于舌间喉间。《霉疮证治秘鉴》中的萆薢芪附汤，萆薢配人参、附子、桂枝、当归、黄芪等，主治霉疮鼻柱溃蚀。临证举例，阴疮脓淋。一人年三十，患阴疮脓淋，杂治四年，今又两腿发横痃，且周身梅疮，筋骨疼痛，余诊之，脉症无虚候，乃制黄芪萆薢大黄汤与之，兼用加味化毒丹，两月诸症尽愈，后调理痊愈。

【临床应用】

1. 臁疮。萆薢消肿丸治疗，处方组成：萆薢、生黄芪、黄柏、苍术、猪苓、川牛膝、土茯苓、大腹皮、王不留行、路路通、甘草、炒白术等药物组成。每日 3 次，温开水送服。2 周为 1 个疗程，连服 3 个疗程，效果良好。[中国民族民间医药,2015,24（8）:68]

2. 高脂血症。方选萆薢渗湿汤合四妙丸加减：萆薢 15g，泽泻 15g，茯苓 15g，白术 12g，车前子 15g，牡丹皮 10g，栀子 6g，白鲜皮 12g，苍术 10g，薏苡仁 30g，黄柏 10g，川牛膝 12g，龙胆草 6g，秦艽 10g，柴胡 6g，陈皮 10g。水煎服，外用"夫西地酸乳膏、复方醋酸曲安奈德软膏"。30 天为 1 个疗程，服药 3 个疗程，效果良好。[湖北

中医杂志,2016,38(4):52]

【药理研究】

1. 杀昆虫作用。

2. 降低血清胆固醇作用。

3. 调节骨代谢,改善骨质疏松作用。

4. 降低尿酸水平,发挥治疗痛风及肾脏保护作用。

5. 抗心肌缺血作用。

6. 免疫调节作用。

7. 抗肿瘤作用。

【临床医案】

患者,女,39岁。2008—2009年于我科2次住院治疗,诊为"红斑型天疱疮",曾使用"地塞米松10mg静脉滴注"等治疗,撤减激素至泼尼松50mg 1日1次,时复发2次。2009年7月1日门诊复诊,查体:满月脸,腹、腰新发红斑、糜烂,面、背、四肢多个黯红斑疹,部分糜烂,瘙痒,伴左下肢乏力,情绪低落,小便频,舌红苔黄腻,脉弦。辨证为湿热化毒证,治宜清热解毒,利湿化浊,方选萆薢渗湿汤合四妙丸加减:萆薢10g,牡丹皮1g,六一散10g,黄柏10g,苍术8g,薏苡仁20g,川牛膝10g,白鲜皮10g,金银花10g,连翘10g,栀子10g,黄芩10g,土茯苓12g,大青叶10g。7剂水煎服,外用"丙酸氯倍他索软膏",继续口服"泼尼松片,早7片,中午4片","氯化钾缓释片1g,每日3次"。7月9日复诊,糜烂全结痂,无新发疹,不痒。激素减为"泼尼松片早7片,中午2片",中药效不更方。激素每2周撤减0.5~1片。8月31日三诊:躯干、大腿有新发黯红斑疹,无水疱,有糜烂,舌黯红,苔白腻,脉沉弦细。患者热毒去,湿毒久蕴伤脾,治宜健脾利湿:党参10g,茯苓10g,白术10g,砂仁6g(后下),萆薢10g,土茯苓15g,薏苡仁20g,车前子20g(包煎),桂枝8g,苍术10g,黄柏5g,怀牛膝10g。10剂水煎服,泼尼松每日6~7片。激素每4周撤减0.5~1片,患者调理3个月,目前激素每日1片,3年未再新发皮疹。

［湖北中医杂志,2016,38（4）:53］

（三十八）白薇

【原文】

味苦,平。主暴中风,身热肢满,忽忽不知人[1],狂惑[2],邪气,寒热酸痛,温疟洗洗,发作有时。

【注释】

[1]忽忽不知人:忽忽,形容失意或迷惘。《本草崇原》曰:"忽忽,眩晕貌。"此处指意识昏迷,不认识人。

[2]狂惑:指精神错乱、疯癫。此处指神昏,癫狂之证。

【原文串讲】

本品味苦,性平。主治暴中风和身热肢满,治意识晕迷不认识人,狂惑,治邪气寒热酸痛,温疟洗洗,发作有时之症。

【临床解读】

比较《本经》中白薇的效用:

古今皆用的效用有味苦,平。身热肢满,忽忽不知人。

古存今失的效用为主暴中风,狂惑,邪气,寒热酸痛,温疟洗洗,发作有时。

1.《本经》中白薇功用与现代临床功用相同处:

①味苦,平。味苦泄热,性平善治寒热。

②身热肢满,忽忽不知人。《本草求真》曰白薇治"内热生风,火气焚灼,身体壮热,支满痰涌,忽不知人"。本品善入血分,有清热凉血,益阴除热之功。既能清实热,又能退虚热。用治温邪入营,高热烦渴,神昏舌绛,常与生地黄、玄参、牡丹皮等清热凉血药同用。

2.《本经》白薇特有的与现代临床功用不同处:

①主暴中风。本品能治中风。据《广东中医》报道,用白薇

15g、泽兰 10g、穿山甲 6g，水煎服，治疗半身不遂，效果满意。《太平圣惠方》中白薇丸，白薇配柏子仁、牡丹皮、熟干地黄、川芎、羌活、当归、黄芪等。主治产后风虚劳损，寒热发歇，血脉虚竭，四肢羸弱，饮食无味。《三因极一病证方论》中审平汤，白薇配远志、紫檀香、天门冬、山茱萸、白术、白芍等。主治卯酉之岁，阳明司天，少阴在泉，小满至大暑，疠气行，善暴仆，振栗，谵妄。

②狂惑。本品有安神之功。《本草新编》曰："白薇却邪定神。"《圣济总录》的白薇汤，白薇配细辛、龙齿、杏仁，主治风惊恐，四肢牵掣，神志不宁，或发邪狂叫，妄走见鬼，若癫痫状。《太平圣惠方》的虎睛丸，白薇配虎睛、秦艽、龙齿、防葵、黄芩、汉防己、牛黄等，主治妇人风邪，发癫狂及诸痫。《辨证录》的助膻祛除汤，白薇配人参、茯苓、甘草、生枣仁、远志、半夏等，主治火邪犯膻中之府，一时卧倒，口吐痰涎，不能出声，发狂乱动，眼珠大红，面如火烧红色。《太平圣惠方》中黄芩散，白薇配黄芩、甘草、栀子仁、大青、知母等，主治伤寒热毒在内，心烦发狂。

③邪气寒热酸痛，温疟洗洗，发作有时。本品截疟之功。《本草正义》所言："凡阴虚有热者，自汗盗汗者，久疟伤津者，病后阴液未复而余热未清者，皆为必不可少之药。"《本草崇原》曰："温疟洗洗，如水洒身之寒也。温疟发作有时，白薇禀寒水之气，上行外达，故治温疟。又得太阳之标阳，故治温疟之洗洗。"《圣济总录》中的白薇汤，白薇配蜀漆叶、常山、知母、鳖甲、甘草、苦参等，主治瘴疟，经百日或一年者。《秋疟指南》中羌活蠲暑饮，白薇与羌活、青蒿、杏仁、花粉、麦冬、川连、条芩等同用，治疗疟疾，寒热往来，腰痛头重，寒从背起，熇熇喝喝然，热已汗大出。《圣济总录》中的常山丸，白薇配常山、乌梅肉、甘草、鳖甲、葳蕤、石膏、知母等，主治劳疟，积劳寒热。

【临床应用】

1. 功能性溢泪症。处方组成：白薇 9g、菊花 12g、五味子 3g、巴戟天 12g、枸杞子 12g、肉苁蓉 15g、辛夷 6g、石榴皮 9g、白蒺藜 9g，水煎服，日 1 剂，早晚温服。1 个月为 1 个疗程。效果良好。[四川中医，2005，23（9）：95]

2. 血管抑制性晕厥。处方组成：白薇 30g，党参 15g（或人参 9g），当归 15g，炙甘草 6g，水煎服，每日 1 剂，14 剂为 1 个疗程。效果良好。[中国中西医结合杂志，1989，9（5）：304]

3. 脑梗死后遗症。处方组成：白薇 15g，泽兰 10g，穿山甲 6g，内服，水煎服，日 1 剂，早晚温服。3 个月为 1 个疗程。效果良好。[广东中医，1962（9）：31]

4. 红斑性肢痛症。处方组成：白薇、知母各 12g，黄连 20g，金银花 90g，玄参 60g，白芍、甘草各 30g，蝉蜕 10g，每日 1 剂，水煎服。早晚温服。2 周为 1 个疗程。效果良好。[河北中医，1990，12（4）：9]

【药理研究】

1. 退热、抗炎作用。
2. 祛痰平喘作用。
3. 使心肌收缩力增强、心率变慢作用。
4. 利尿作用。

【临床医案】

徐某，男，62 岁，曾两次中风，脑 CT 提示为：多发性脑梗死。患者体丰，向有高血压史，于 1989 年第 2 次中风时，神志昏迷，四肢活动不利，以左半肢为甚，纳呆欲寐，大便艰，口干欲饮，舌红绛中裂、脉弦细而数，风痹病灶深邃，残疲凝滞，不易速解，转邀本人前往诊治。与柴牡三角汤（北柴胡 9g，生牡蛎 30g，山羊角 24g，生鹿角 9g，水牛角 24g）加味，加入土茯苓 30g，忍冬藤 24g，连翘 9g，白薇 9g，茺蔚子 9g，决明子 9g，女贞子 9g，郁金 9g，菖蒲 9g，夜交藤 15g，枳实 9g，生川军 9g（后下）。3 天后通便，神昏渐清，原方去枳实、生川军，加苍术、川朴、知母，服后纳食渐增，便亦畅，寐亦安，口干、舌绛中裂均有明显好转，前后诊治 5 月余，肢体活动日趋好转，病情稳定。

［中医杂志,1992（4）:44］

（三十九）地榆

【原文】

味苦,微寒。主妇人乳痓痛[1],七伤[2]、带下病,止痛,除恶肉,止汗,疗金创。

【注释】

[1]妇人乳痓痛:痓同痉,乳,一为产后病,一为乳间病。妇女产后痉病、乳疾及乳间痛。

[2]七伤:一为养生不当对健康所致的七种损害。即大饱伤脾,大怒气逆伤肝,强力举重、久居湿处伤肾,受凉寒饮伤肺,忧愁思虑伤心,风雨寒暑伤形,恐惧过度伤志。

【原文串讲】

本品味苦,性微寒。主治妇人产后乳房疼痛,产后抽搐痉挛,七伤虚损性疾病,带下病,具有止痛,去除腐肉,止汗,治疗金属创伤的功效。

【临床解读】

比较《本经》中地榆的功效:

古今皆用的功用有味苦,微寒。除恶肉,疗金创。

古存今失的功效为主妇人乳痓痛,七伤,带下病,止痛,止汗。

1.《本经》地榆功用与现代临床功用相同处:

①味苦,微寒。味苦能泻能燥能坚,性寒,体质寒凉者应慎用。

②除恶肉,疗金创。治疗水火烫伤,痈肿疮毒;去除腐肉,止痛等。

2.《本经》地榆特有的与现代临床功用不同处:

①主妇人乳痓痛,止痛。本品具有理血止痉止痛之功,能治产后病痉及乳痛。《备急千金要方》中丹参酒,地榆配伍丹参、艾叶、

地黄、忍冬等治疗崩中去血,及产后余疾。《宁坤秘籍》的世秘资生丹,地榆配伍归身、川芎、香附、苍术等,治疗子死腹中,胞衣不下,难产,产后血晕,口干心烦;或产后小便赤涩,大便滞迟不通;或经行腹痛,经闭,月经不调等证。《圣济总录》的天麻丸,地榆配天麻、木香、防风、乌头、丁香、龙脑、牛黄等,治疗妇人卒中恶风,热涎潮壅,手足麻痹,齿噤不开,语言不得。《圣济总录》的艾叶饮,地榆配伍艾叶、当归、人参、生干地黄等,主治半产后,恶露不断,心闷气短。《普济本事方》中的升麻汤,地榆配升麻、桔梗、薏苡仁、牡丹皮、芍药、甘草等,主治肺痈,吐脓血作臭气,胸乳间皆痛。《杏苑生春》中升麻苦梗汤,地榆配升麻、苦桔梗、黄芩、薏苡仁等,主治肺有痈脓,腥气上冲,呕而咳嗽,胸乳间隐隐而疼。

②七伤。本品具有补绝伤之功,《本草正义》提到所谓主七伤,补绝伤,亦皆指外疡言之。《良方汇录》中有万应灵膏,由地榆配伍川芎、白芷、干生地、熟地、当归、白术、苍术、陈皮、香附等组成,主治男妇小儿不分远近,五劳七伤,咳嗽痰喘气急,左瘫右痪,手足麻木等证。《古今医鉴》中有金不换神仙膏,配伍川芎、白芷、生地、熟地、当归、白术、苍术、陈皮等,治五劳七伤,遍身筋骨疼痛,腰脚软弱,贴两膏肓穴、两肾俞穴、两足三里穴即愈。

③带下病。本品具有止带的功效,《圣济总录》中的茯神丸,地榆与茯神、当归、白芷、桑耳、赤石脂等同用,主治妇人血伤兼带下,日久不止,头晕目眩。《太平圣惠方》之柏叶散,地榆与柏叶、续断、川芎、禹余粮、阿胶等合用,亦治白带。《严氏济生方》之卷柏丸,地榆与黄芪、熟地黄、卷柏、赤石脂、鹿茸等同用,主治妇人室女,腹脏冷热相攻,心腹绞痛,腰痛腿痛,赤白带下。

④止汗。本品能止汗,《证治准绳·幼科》中的野仙独圣散,地榆中配伍扁柏、玄参、血见愁、生地黄、木通、芍药、当归身、甘草治疗小儿未痘之前,身热自汗,口中咯血或鼻衄或溺血。《清代名医医案大全·曹仁伯医案》记载:"便血之前,先见盗汗,盗汗之来,

由于寒热,寒热虽已,而盗汗便血之证不除,脉小而数,气阴两虚之病也。"由"归脾汤去桂圆,加丹皮、山栀、地榆、桑叶"治疗。

【临床应用】

1. 汗渍性跖部红斑疼痛症。处方组成:马齿苋 20g,生地榆 20g,苦参 20g,黄柏 15g,威灵仙 15g,麻黄根 30g,制乳香、制没药各 15g。合并真菌感染者加荆芥穗 10g;足跖疼痛明显持久者,乳香、没药用量加大。诸药加适量水煎煮,待温凉后浸洗双足或单足患处,药液量以能没过足背为准,每次 30~40 分钟,1 天 1 次,连用 7 天为 1 个疗程。具有良好的效果。[中医外治杂志,2010,19(1):62]

2. 急性乳腺炎。治疗方法:葛根 15g,苦参 15g,地榆 15g,穿山甲 12g,王不留行 12g。每日 1 剂,水煎 2 次,第 1 次煎液分 2 次内服,第二次煎液趁热浸湿毛巾,包裹药渣热敷患处。红肿明显者冷敷。效果颇佳。[山东中医杂志,1993,12(4):51]

【药理研究】

1. 炒炭后地榆可增强了止血作用。

2. 抗肿瘤作用。

3. 增强免疫的作用。

4. 抗衰老及防辐射作用。

5. 抗过敏作用。

6. 抗炎消肿作用。

7. 抗菌作用。

8. 止泻和抗溃疡作用。

9. 地榆还有镇吐,减少肾损害,修护受损皮肤等作用。

【临床医案】

王某,男,16 岁,主因双足底皮肤红热疼痛、湿渍不适 1 天而就诊。体格检查:一般情况好,系统检查未见明显异常。皮肤科检查:双足跖皮肤多汗,双侧足掌心部及足跟处受压部位皮肤边缘浸溃发白,中央可见水肿性红斑,色焮红,触痛明显,患处肤温略高。诊断:汗渍性跖部红斑疼痛症。治疗:给予马齿苋20g,生地榆20g,苦参20g,黄柏15g,威灵仙15g,麻黄根30g,制乳香、制没药各25g,4剂,加适量水煎煮待温凉后浸洗双足,1天1次,每次30分钟,连用7天为1个疗程。1周后复诊,患者自述用到第3天时大部分症状即明显消退,第6天所有症状消失,现双足跖皮肤干燥清洁,无任何不适感。半年随访未见复发。

[中医外治杂志,2010(1):62]

(四十)桑根白皮[1]

【原文】

味甘,寒。主伤中、五劳六极[2]、羸瘦,崩中脉绝,补虚益气。

【注释】

[1]桑根白皮:桑根白皮即桑白皮。

[2]五劳六极:疲劳可以由多种原因引起,中医将疲劳分为"五劳""六极""七伤"。五劳指五种劳损,包括肝劳、心劳、脾劳、肺劳、肾劳。六极指疲劳引起的六种较为严重的机体病理变化,包括筋极、脉极、肉极、气极、骨极、精极。另有七伤指七种对身心有害的因素,详见(三十九)地榆,注[2]。

【原文串讲】

本品味甘,性寒。主治伤中、五劳六极、羸瘦,可治崩中脉绝,能补虚益气。

【临床解读】

比较《本经》中桑白皮的功效:

古今皆用的功用有味甘,寒。

古存今失的功效为主伤中、五劳六极、羸瘦,崩中脉绝,补虚益气。

1.《本经》桑白皮功用与现代临床功用相同处:

味甘,寒。本品味甘寒性降,主入肺经。

2.《本经》桑白皮特有的与现代临床功用不同处:

①主伤中,五劳六极、羸瘦,补虚益气。李东垣指出:"桑白皮,甘以固元气之不足而补虚。"如《内外伤辨惑论》之参术调中汤,桑白皮与白术、黄芪、甘草、人参、麦门冬、青皮同用,主治暑伤胃气。痞闷满膨,不思饮食,喘嗽蒸热。皆中气有亏所致。脾胃虚弱,遇六七月霖雨,身重短气,骨乏无力。《普济方》之人参五补散,桑白皮与人参、当归、木香、生干地黄等合用,主治五劳七伤,肌瘦体热,皮毛干槁,四肢疼倦,不思饮食,气虚耳鸣。《太平圣惠方》之前胡散,桑白皮与前胡、地骨皮、桔梗、甘草、麦门冬等同用,主治骨蒸劳,咳嗽,胸背烦热。《圣济总录》之柴胡人参汤,桑白皮与柴胡、人参、生干地黄、桔梗、知母等合用,主治产后失于将理,血气虚损,日渐困瘁。

②崩中脉绝。本品可治崩漏。桑白皮宣降肺气,肺气宣降得宜,则周身气机运行通泰,血得气统而不致妄行。《千金翼方》之桑根煎,桑白皮配麻子仁、大枣、阿胶、干姜、干地黄、芍药等,主治妇人伤中,崩中绝阴。《圣济总录》之木通饮,桑白皮与木通、泽泻、防己、赤茯苓、石韦等同用,主治妇人水分,先病水肿,日久不消,致经水断绝。《圣济总录》之三棱汤,桑白皮与京三棱、川芎、天雄、地榆、黄连、当归等合用,主治妇人月水欲来,腰腹先痛,呕逆不食。

【临床应用】

1. 卵巢过度刺激综合征。处方组成:茯苓皮 10g,陈皮 6g,大腹皮 10g,陈葫芦壳 10g,桑白皮 10g,生姜皮 6g,桑寄生 15g,菟丝子 20g,阿胶珠 10g,党参 15g,白术 12g。水煎服,日 1 剂,早晚温服。14 天为 1 个疗程。效果良好。[浙江中医药大学学报,2013(10):1201]

2. 传染性肝炎。处方组成:鲜桑白皮 60g,白糖适量,水煎服,日 1 剂,早晚温服。4 周为 1 个疗程。效果良好。[福建中医药,

3. 食管癌、胃癌。以鲜桑白皮 30g 加米醋 90g，炖 1 小时，1 次服或分数次服完。3 个月为 1 个疗程。效果良好。[福建中医药，1965，10（3）：23］

【药理研究】

1. 利尿与导泻作用。

2. 抗惊厥作用。

3. 镇痛作用。

4. 抗菌作用。

5. 镇静及安定作用。

6. 降压作用。

【临床医案】

陈某，女，20 岁，2002 年 5 月 9 日就诊，月经淋漓不净 20 余天，色深，夹有血块，头目眩晕，腰酸，骶骨迫痛，脉细沉，苔薄，舌尖红。拟清经理瘀法，药用桑叶、桑白皮、地骨皮、荆芥炭、黄芪、桑寄生、白莲须、赤芍、白芍、生地炭、杜仲、狗脊、藕节炭、地榆炭、陈棕炭各 10g，7 剂，每日 1 剂，水煎 2 次，2 次服药时间相隔 5~6 小时，服药 1 周后，月经干净。

［实用中医药杂志，2003（1）：36］

（四十一）厚朴

【原文】

味苦，温。主中风、伤寒、头痛、寒热，惊悸，气血痹死肌[1]，去三虫[2]。

【注释】

[1] 死肌：见（十七）细辛，注[1]。

[2] 去三虫：三虫，《诸病源候论》曰："三虫者，长虫、赤虫、蛲虫。"泛指人体寄生虫病。此处指祛除人体寄生虫病。

【原文串讲】

本品味苦,性温。主治中风伤寒头痛寒热者,可疗惊悸,治气血痹及死肌,能祛除人体寄生虫。

【临床解读】

比较《本经》中厚朴的功效:

古今皆用的功用有味苦,温。

古存今失的功效为主中风、伤寒、头痛、寒热,惊悸,气血痹死肌,去三虫。

1.《本经》厚朴功用与现代临床功用相同处:

味苦,温。苦能泄热,温能散寒,本品能散能泄。

2.《本经》厚朴特有的与现代临床功用不同处:

①主中风。本品能治中风,《同寿录》中的万应丹,厚朴配乌药、防风、紫苏、半夏、川芎等,主治中风中寒,中气中暑,口眼歪斜,牙关紧闭,不省人事及小儿急慢惊风。《医方类聚》之大紫菀丸,厚朴与紫菀、吴茱萸、菖蒲、柴胡、桔梗、皂角等合用,主治诸风偏枯,风痫暗风;五癫大风,眉发退落,肢体顽痹。《备急千金要方》中的大泽兰丸,厚朴与泽兰、藁本、当归、甘草、紫石英、川芎、干地黄等同用,主治妇人虚损及中风余病,疝瘕,阴中冷痛;或头风入脑,寒痹筋挛缓急。

②伤寒、头痛、寒热。《本草崇原》认为:"厚朴气味苦温……肉厚色紫,盖禀少阳木火之精,而通会于肌腠者也。主治中风伤寒头痛寒热者,谓能解肌而发散也。"《太平圣惠方》之厚朴散,厚朴配吴茱萸、甘草、附子、陈橘皮、麻黄、大黄等,主治伤寒壮热头痛,烦躁无汗。如《伤科方书》中的三合济生丸,厚朴配乌药、枳壳、羌活、广藿香、木瓜、茅术、半夏等,主治四时不正之气,头疼身热,腹痛胀闷,霍乱转筋,呕吐泄泻,四肢厥冷,绞肠痧气,伤寒。又如《普济方》之二香散,厚朴与香薷、香附、白扁豆、陈皮、苏叶等同用,主治夏日得病,头疼身热,伏暑、伤寒疑惑之间者。

③惊悸。《本草经读》指出厚朴:"能散能泄,则可以解气逆之惊悸。"《圣济总录》中的柴胡汤,厚朴与柴胡、黄芪、生姜汁、半夏、人参等合用,主治虚劳羸瘦,心虚惊悸,气乏等。《鸡峰普济方》之救生散,厚朴配白术、人参、陈皮、五味子、紫菀等,主治小儿吐泻后,壮热多睡,困倦,眼目上视,时发惊悸。

④气血痹死肌。《本草经读》能散则气行,能泄则血行,故可以治气血痹及死肌也。《博济方》中的大圣通真丸,厚朴配马鸣退、人参、甘草、防风、当归、芍药等,主治八风,十二痹,寒气,乳风,血瘀,胎不安,子死腹中,兼治伤寒。《备急千金要方》之大五石泽兰丸,厚朴与泽兰、禹余粮、黄芪、石膏、人参、续断、白术等同用,主治心腹痞坚,逆害饮食,多梦纷纭,身体痹痛,荣卫不和,虚弱不能动摇。另外,《太平圣惠方》中的五香丸,厚朴与沉香、熏陆香、木香、藿香、丁香、续断、熟干地黄等合用,主治痈,脓血至甚,不生肌肉。

⑤去三虫。《本草经解》指出厚朴:"三虫湿所化也,味苦燥湿,可以杀虫,所以去虫也。"《名家方选》中的七宝散,厚朴配半夏、良姜、甘草、青皮、草果、乌梅等,主治欲成劳瘵,疑似之间,兼治虫积羸瘦者。《医学纲目》的万安膏,厚朴配人参、木香、沉香、藿香、陈皮、干姜等,主治小儿脾胃虚弱,腹生疳虫,癥瘕,食积。

【临床应用】

1. 肌强直。用厚朴15g,加水,分煎2次,日1剂,早晚温服。2周为1个疗程。效果良好。[中医杂志,1985(6):419]

2. 闭经。厚朴18g(姜制)。水煎服,日1剂,早晚温服。4周为1个疗程。效果良好。[辽宁中医杂志,1990(1):26]

3. 低钾血症。用香薷、薄荷各10g,厚朴8g,扁豆12g,鸡苏散1包,水煎,1日1剂,分服。本方亦可作为预防性给药。[中西医结合杂志,1985(5):19]

【药理研究】

1. 调整胃肠运动功能作用。

2. 促进消化液分泌作用。

3. 抗溃疡。抑制胃酸分泌。

4. 保肝作用。

5. 抗菌、抗病毒作用。

【临床医案】

尚某,女,36岁,文山人,因反复午后低热20余天,于2007年7月就诊。患者20余天来不明原因发热不退,以午后为甚,伴体倦乏力,肩背酸痛,口淡无味,胸闷,大便不爽,小便短赤,一直在某综合医院住院输液治疗,效果不明显,每日午后体温在37.5~38.5℃之间,该院建议患者转上级医院诊治,患者家属请笔者前往诊治。诊见午后微热,伴恶寒少汗,身热不扬,身重肢倦,胸脘痞闷,舌淡红,苔白厚腻,脉濡缓。辨证为湿重于热之湿温病。湿遏卫气、内外合邪之象。适值夏天湿热交织,湿重于热之湿温初起阶段,恶寒少汗为湿邪外侵郁遏卫阳所致;身热不扬乃湿中蕴热,热处湿中的表现;午后湿热交蒸较甚,故发热以午后明显;身重倦怠,为湿着肌肉,气机不宣征象;胸闷脘痞为湿邪内阻清阳不升之结果;舌白厚腻,脉濡缓均为湿阻之象。治以芳香宣化,清热除湿。方用藿朴夏苓汤加减,组方如下:藿香10g、厚朴15g、法半夏15g、茯苓20g、猪苓15g、杏仁15g、薏苡仁30g、羌活10g、滑石30g(包煎)、黄芩12g、石膏50g(冲,先煎)、竹叶3g、甘草5g。上方加适量自来水煎煮至沸,口服,日1剂,1剂煎3次,服3剂后热退身凉,诸症自消出院。

[内蒙古中医药,2011(6):16]

(四十二) 秦皮

【原文】

味苦,微寒。主风寒湿痹,洗洗[1]寒气,除热,目中青翳、白膜。久服头不白,轻身。

【注释】

[1]洗洗:见(二十四)当归,注[2]。

【原文串讲】

本品味苦,性微寒。主治风寒湿痹,洗洗寒气,能除热,治目中青翳、白膜。长久服用,可使头发不白,身体轻捷。

【临床解读】

比较《本经》中秦皮的效用:

古今皆用的效用有味苦,微寒。除热,目中青翳,白膜。

古存今失的效用为主风寒湿痹,洗洗寒气,久服头不白,轻身。

1.《本经》秦皮功用与现代临床功用相同处:

①味苦,微寒。苦能泄,性寒清热。

②除热。本品清热燥湿、收涩止痢、止带,故可用治湿热泻痢,里急后重,常配白头翁、黄连、黄柏等药用,如白头翁汤(《伤寒论》)。

③目中青翳,白膜。本品清热之中,能泻肝火、明目退翳,用治肝经郁火所致目赤肿痛、目生翳膜,白膜。

2.《本经》秦皮特有的与现代临床功用不同处:

①主风寒湿痹,洗洗寒气。秦皮接骨胶囊,藏药,由秦皮、川西小黄菊、龙骨、川贝母组成。能活血散瘀,疗伤接骨,止痛。用于跌打,筋骨扭伤,瘀血肿痛。武汉大学人民医院研究表明:秦皮可明显降低骨关节炎关节软骨中的一氧化氮等物质的释放,达到治疗骨关节炎的目的。国医大师朱良春对痛风性关节炎,用秦皮配伍土茯苓、萆薢治疗。秦皮多用15g。

②久服头不白,轻身。本品涩而补下焦,具有乌发降脂之功效。李时珍指出:秦皮以其涩而补下焦,故能益精。《本草崇原》论秦皮"发者,血之余,水精足,则血亦充,故久服头不白而轻身"。临床上秦皮常与巨胜、杏仁、生地黄等药合用,功用令白发变黑,补益驻颜。如驻颜巨胜丸(《太平圣惠方》)。有研究表明,秦皮提取物对脂肪肝有一定的防治作用。秦皮的乙醇提取物能够降低血清甘油三酯和载脂蛋白B的含量,又能抑制肝细胞微粒中甘油三酯和

载脂蛋白 B 的过多生成。

【临床应用】

1. 痛风。痛风灵组成：土茯苓 15g，车前子 10g（包），豨莶草 10g，川牛膝 10g，赤芍 15g，秦皮 10g，秦艽 10g，威灵仙 15g，山慈菇 12g，生甘草 10g。水煎服，日 1 剂，早晚温服。1 个月为 1 个疗程。效果良好。［实用中医药杂志，2012（9）：745］

2. 类风湿性关节炎。泽补汤处方：泽漆、补骨脂、虎杖、威灵仙、白花蛇舌草各 30g，秦皮、生地、川当归各 20g，雷公藤、全蝎各 9g，昆布、海藻各 10g、中蜈蚣 3 条，细辛 3g，水煎服，每日 1 剂。早晚温服。1 个月为 1 个疗程。效果良好。［新中医，1986（2）：40］

【药理研究】

1. 抗菌作用。

2. 抗肿瘤作用。

3. 具有降低血尿酸的作用。

4. 抗氧化作用。

5. 抗炎作用。

6. 保肝作用。

7. 降低血清甘油三酯作用。

【临床医案】

辛某，男，50 岁，2010 年 5 月 11 日初诊，血尿酸升高 2 年。初诊：2 年前体检检查出血尿酸 460μmol/L，虽无症状，但血尿酸持续升高，近期检查血尿酸 516μmol/L，面色灰黯；舌质淡，苔腻，脉弦细。西医诊断：高尿酸血症。中医辨证：浊毒内蕴，治法：化浊解毒排酸，方药：排酸汤。秦皮、山慈菇、牛膝、白术、鸡血藤、狗脊各 10g，土茯苓、金钱草各 20g，车前子 30g（包煎），大黄、炙甘草各 5g，水煎服。复诊：上方用 21 剂，面色润泽，大小便通畅，血尿酸 398μmol/L。上方又服 28 剂，血尿酸 366μmol/L。

［陕西中医，2011，32（12）：1680］

(四十三) 猪苓

【原文】

味甘,平。主痎疟[1],解毒,蛊注不祥[2],利水道。久服,轻身,耐老。一名猳猪屎。

【注释】

[1] 痎疟:痎疟,疟疾的通称。亦指经年不愈的老疟。张隐庵集注引马莳曰:"痎疟者,疟之总称也。"《医宗金鉴·杂病心法要诀》:"痎疟经年久不愈,疟母成块结癖癥。"

[2] 蛊注不祥:蛊注病名。因蛊虫侵食腑脏致病,并能流注传染他人。不祥,指不吉利、不吉利的事物、不善之事或不善之人、死的讳称。此处指蛊注病不吉易死。

【原文串讲】

本品味甘,性平。主治痎疟,能解毒,治蛊注病不吉易死之症,可通利水道。长久服用,能轻身耐老。异名猳猪屎。

【临床解读】

比较《本经》中猪苓的效用:

古今皆用的效用有味甘,平。利水道。

古存今失的效用为主痎疟,解毒,蛊注不祥,久服,轻身耐老。

1.《本经》猪苓功用与现代临床功用相同处:

①味甘,平。本品甘淡渗泄,药性又平和,可用于各种水肿证。

②利水道。本品常配伍其他利水渗湿药同用,用于水湿内停之水肿,小便不利及表邪不解,随经入脏之膀胱蓄水证,如《伤寒论》五苓散。

2.《本经》猪苓特有的与现代临床功用不同处:

①主痎疟。本品具有截疟作用,《嵩崖尊生全书》之五苓平胃汤,本品与柴胡、黄芩、苍术、半夏、甘草等合用,主治疟疾初起,热多寒少。《圣济总录》之人参饮,猪苓与人参、甘草(炙)、厚朴、知母、

常山等同用,主治产后寒热疟,往来不已,烦渴体痛。《圣济总录》中的大青汤,猪苓与大青、鳖甲、赤芍、当归、茵陈蒿等合用,主治小儿诸疟。

②解毒。本品能解毒消疮,《疮疡经验全书》中的内补托里流气饮,猪苓配甘草节、茯苓、泽泻、紫苏、山栀等,主治阴蚀疮。《脉因证治》之千金内托散,猪苓配羌活、独活、藁本、防风等,主治痈疽。《太平圣惠方》之贝齿散,猪苓与贝齿、白鲜皮、川大黄、瞿麦等合用,主治时气热毒流注小肠,小便不通。

③蛊注不祥。本品能治蛊注,《灵验良方汇编》之五皮散,猪苓配茯苓皮、地骨皮、陈皮、大腹皮、青皮等,主治诸水蛊。《普济方》中的无价散,猪苓配青皮、桑白皮、车前子、甜葶苈、大戟、白牵牛末等,主治诸般蛊气。《圣济总录》的木香丸,猪苓与木香、犀角(现已禁用,以水牛角代)、鳖甲、甘草、槟榔等合用,主治诸瘴疬,及蛊毒疟等。

④久服,轻身耐老。历代文献,对猪苓"轻身耐老"作用均持否定态度。均主张猪苓"不入补剂",《本草衍义》指出猪苓:"久服必损肾气,昏人目。"考证历代方药书,猪苓并无轻身耐老之应用。

【临床应用】

1. 天疱疮。处方组成:炒苍术、姜厚朴、猪苓、茯苓、泽泻、生白术、陈皮、黄柏各 10g,肉桂 6g,生薏苡仁 30g,7 剂,水煎服,每天 1 剂,分 2 次服用。2 周为 1 个疗程,效果良好。[临床合理用药,2020,13(5):110]

2. 流行性出血热病。口服猪苓汤(猪苓 30g、茯苓 15g、泽泻 30g、阿胶 30g,隔水烊化约 30ml,加糖另服)每天 1 剂,同时配合补给不同浓度的葡萄糖液。效果良好。[中医杂志,1982(6):34]

3. 银屑病。用猪苓注射液肌内注射 2 周以上,治疗 265 例,基本治愈 83 例（占 31.3%），显效 67 例（占 25.3%），好转 79 例（占 29.8%），无效 36 例（占 13.9%）。对基本治愈的 83 例随访 3 个月至 2 年，复发 13 例（占 15.7%），部分病人再用本药治疗仍有效。[中西医结合杂志,1984（5）:54]

【药理研究】

1. 利尿作用。
2. 抗肿瘤作用。
3. 抗放射作用。
4. 护肝作用。

【临床医案】

刘某,男,56 岁,2016 年 3 月 1 日初诊。自述 1 个月前不明原因下口腔黏膜出现水疱、糜烂,不久后躯干四肢均发生水疱,在某医院诊为天疱疮。予泼尼松和环孢素有所缓解,但病情反复发作,遂来就诊。就诊时见:口腔内有多处水疱及糜烂面,四肢、躯干均可见水疱及糜烂并伴渗出,口渴心烦,大便干,小便赤。舌质红、苔薄黄,脉滑数。辨证为心火亢盛证,并运用泻心汤合导赤散加减治疗 2 个月,病情反复,口渴心烦诸症消失,出现下肢困重浮肿之症,舌黯苔白脉沉。此因患者素体阳虚,病久伤阳所致。故改治以温阳利水之法,方用真武汤加减,药用:制附片 15g,猪苓 15g,桂枝 15g,泽泻 20g,茯苓 30g,白术 15g,白芍 15g,生姜 10g。本方为配方颗粒,共 7 剂。配合泼尼松 20mg 口服,每日 1 次。环孢素 75mg 口服,每日 2 次。

二诊时病情稳定遂守方 15 剂。

三诊时疱疹基本干涸,渗出大大减轻,下肢浮肿之症渐消,继服 30 剂。停西药。

七诊时未见新生水疱,继服 30 剂以巩固疗效。

[湖北中医杂志,2018（8）:17]

（四十四）山茱萸

【原文】

味酸,平。主心下邪气,寒热,温中,逐寒湿痹,去三虫。久服,轻身。一名蜀枣。

【原文串讲】

本品味酸,性平。主治心下有邪气所致之症,治寒热之症,能温暖中焦,祛逐寒湿痹,可驱杀人体内寄生虫。久服使身体轻捷。异名蜀枣。

【临床解读】

比较《本经》中山茱萸的效用:

古今皆用的效用有味酸,平。久服能轻身。

古存今失的效用为主心下邪气,寒热,温中,逐寒湿痹,去三虫。

1.《本经》山茱萸功用与现代临床功用相同处:

①味酸,平。本品酸能收敛,其性平微温而不燥,补而不峻,补益肝肾,既能益精,又可助阳,为平补阴阳之要药。

②久服能轻身。山茱萸有降血脂、减脂肪的作用。研究表明金匮肾气丸降脂作用为中外学者所公认,日本学者板仓认为金匮肾气丸对老年胆固醇、甘油三酯及脂蛋白有良效。曾对15例高脂血症者投以金匮肾气加味丸,有7例胆固醇下降,8例低密度脂蛋白、胆固醇有下降倾向。

2.《本经》山茱萸特有的与现代临床功用不同处:

①主心下邪气。《药品化义》:"山茱萸……滋阴益血……为补肝助胆良品。夫心乃肝之子,心苦散乱而喜收敛,敛则宁静,静则清和,以此收其涣散,治心气虚弱,惊悸怔忡,即虚则补母之义也。"《辨证录》中的益智助神汤,山茱萸配白术、熟地、白芥子、天花粉、炒黑荆芥等,主治猝中邪气,眼目昏花,遂至心魂牵缠,谵语淫乱,

低声自语,忽忽如失。《圣济总录》山茱萸丸,山茱萸配杜仲、茯神、枳壳、甘草、贝母、天门冬等,主治心气不足。《圣济总录》另一山茱萸丸,山茱萸配吴茱萸、楝实、马蔺花、茴香子、青橘皮等,主治厥疝上抢,心腹冷痛。

②温中。本品能温脾胃,如《景岳全书》中的右归丸,山茱萸与熟地、山药、枸杞、鹿角胶、菟丝子等合用,主治脾胃虚寒,饮食少进;或呕恶臌胀;或翻胃噎膈;或怯寒畏冷;或脐腹多痛;或大便不实,泻痢频作。有报道用金匮肾气丸治疗胃及十二指肠溃疡属虚寒型胃脘痛者,效果良好。

③寒热。本品能治寒热,如《医学衷中参西录》之来复汤,山茱萸与生龙骨、生牡蛎、生杭芍、野台参、甘草同用,主治寒温外感诸症,大病瘥后不能自复,寒热往来,虚汗淋漓;或但热不寒,汗出而热解,须臾又热又汗,目睛上窜。势危欲脱,或喘逆,或怔忡,或气虚不足以息。《活人方》的培元固本丸,山茱萸与人参、麦冬、五味子、肉苁蓉、熟地等合用,主治朝凉暮热,烦嗽痰红,神驰不寐,遂成虚痨症。

④逐寒湿痹。本品能逐寒湿痹,如《圣济总录》中的山茱萸配干地黄、牛膝、泽泻、萆薢、蛴螬等,主治风痹,游走无常处;亦治血痹。《医心方》中的十善散,山茱萸配秦艽、独活、茯神、薯蓣、藁本等,主治风气、风眩、头面风、中风脚弱,风湿痹弱。《圣济总录》的萆薢丸,山茱萸与萆薢、山芋、牛膝、泽泻、白术等合用,主治血痹,风邪游走无定处。《圣济总录》之黄芪酒,山茱萸与黄芪、桂、巴戟天、石斛、泽泻等同用,主治脾痹,四肢不欲举动,关节疼痛,不嗜饮食。

⑤去三虫。本品能驱虫,如《寿世保元》中的将军散,山茱萸配大黄、黄芩、黄芪、赤芍、蛇床子等,主治妇人阴痒,是虫蚀,微则为痒,重则痛。《辨证录》之逐尸饮,山茱萸配人参、白术、鳗鱼骨四味,主治人有感染尸虫,遂至酿成传尸痨。《辨证录》之健土杀虫汤,

山茱萸配白术、人参、白薇、万年青等,主治心痨而传之肺,咳嗽吐痰,气逆作喘,肺管之内,恍似虫行,干皮细起,状如麸片。

【临床应用】

1. 心力衰竭。处方:地黄8g,山药12g,山茱萸12g,泽泻15g,牡丹皮5g,猪苓、茯苓各12g,桂枝10g,制附子8g,葶苈子12g,车前子15g(包),沉香曲8g,水煎服,日1剂,2周为1个疗程,效果良好。[国医论坛,2003(2):9]

2. 肩凝症。山茱萸35g,水煎分2次服,每日1剂,证情好转后,剂量减至10~15g,煎汤或代茶泡服。30天为1个疗程,效果良好。[中医杂志,1984,25(11):35]

3. 复发性口腔溃疡。山茱萸400g,碾碎成末,陈醋200ml,备用,每晚睡前取粉末10g,陈醋调成糊丸,敷于双足涌泉穴,纱布包扎,次晨揭开洗净,10日为1个疗程,连敷4个疗程,疗程间隔10天,效果良好。[新中医,1992(3):16]

4. 内耳眩晕。处方组成:五味子10g,山茱萸肉10g,水煎,每日1剂,口服,30天为1个疗程,治疗2~3个疗程,效果良好。[陕西中医,1989,10(12):535]

【药理研究】

1. 抗氧化作用。

2. 有利尿作用。

3. 抗癌作用。

4. 降血糖作用。

5. 抗菌作用。

【临床医案】

刘某,男,45岁,干部。患十二指肠球部溃疡7年,胃脘痛经常反复发作,非常苦恼。1987年11月7日约余诊治。证见胃脘部隐痛,喜温喜按,遇饮食不慎或偶感寒凉则胃脘痛加重,甚则不进饮食,四肢尤其两足不温,冬天两足如冰,舌质淡,脉软弱。证属虚寒型胃脘痛,脾肾阳虚。用温肾暖脾之金匮肾气丸(地黄、山药、山茱萸、茯苓、牡丹皮、泽泻、桂枝、制附子)口服,时或加服乌贝散治疗。服药 20 天,胃脘痛已不发作,胃脘部无其他不适,胃纳已佳,足凉好转,脉和缓有力。嘱其继续服药 1 个月,以善其后。随访至今未复发。

［黑龙江中医药,1989（4）:56］

(四十五) 梅实[1]

【原文】

味酸,平。主下气,除热烦满,安心,肢体痛偏枯不仁,死肌,去青黑志,恶疾[2]。

【注释】

［1］梅实:梅实即乌梅。

［2］恶疾:一指痛苦难治、令人厌恶的疾病。二指疠风为病,疮痍遍体,眉秃鼻塌,实丑陋无比。故由此直观之丑陋,而遂以义谓丑陋之恶称,此恶疾一名之所由来也。此处指第二,疠风为病,疮痍遍体,眉秃鼻塌,实丑陋无比。

【原文串讲】

本品味酸,性平。主降下气,能除热烦满,可安心,治肢体痛偏枯不仁,疗皮肤肌肉组织的溃烂,去青黑痣,治疠风为病,疮痍遍体,眉秃鼻塌之恶疾。

【临床解读】

比较《本经》中乌梅的效用:

古今皆用的效用有味酸,平。主下气,死肌,去青黑志,恶疾。

古存今失的效用为除热烦满,安心,肢体痛偏枯不仁。

1.《本经》乌梅功用与现代临床功用相同处:

①味酸,平。本品味酸而涩,其性收敛,性平,寒凉、热性病症的人都可选用。

②主下气。本品主降下气,适用于肺虚久咳少痰或干咳无痰之证。

③死肌,去青黑志,恶疾。本品亦可外用,如乌梅烧炭存性,研末外敷,可治疗疮疡脓净,胬肉外翻,久溃不敛;《太平圣惠方》以乌梅肉烧灰细研,生油调敷,治小儿头疮,积年不差。《本草求真》:"乌梅酸涩而温,恶痣则除,刺入肉中则拔……痛毒可敷。"

2.《本经》乌梅特有的与现代临床功用不同处:

①除热烦满,安心。本品能安心神,除烦消满,如《鸡峰普济方》中的梅实散,乌梅配白檀、盐、甘草,主治霍乱烦热,心腹不安;诸疰少力气弱,吐逆不利,肢体倦痛。《简易方》之二十四味建中汤,主治虚劳,体倦骨疼,羸瘦少力,心忪胸满,痞闷不食。《太平圣惠方》的乌梅汤,乌梅配生姜、白砂糖,共三味,主治暴渴,心神烦闷,口舌干燥。《太平圣惠方》中的乌梅散,乌梅与豆豉同用,主治大病愈后,虚烦不得眠。

②肢体痛偏枯不仁。乌梅味酸,酸能柔肝,故有柔阴养血,养筋舒络之效。如《太平圣惠方》中的梅实仁粥,煮米令半熟,即下乌梅相和,候熟,空腹食之。主治腰脚疼痛,不可转侧。《太平圣惠方》之乌梅丸,乌梅与柴胡、知母、鳖甲、桃仁等合用,主治骨蒸劳热,肢节疼痛,心膈壅闷,少思饮食。《备急千金要方》中的风缓汤,乌梅配独活、麻黄、犀角(现已禁用,以水牛角代)、半夏、大枣等,主治风毒脚气。脚弱举体痹不仁,热毒气入脏,胸中满塞不通。

【临床应用】

1. 乳头皲裂症。处方组成:乌梅、制乳香、马勃、田三七、浙贝母、蜈蚣研末扑于患处,每日1~2次,30天为1个疗程,效果良好。[中医杂志,1980,21(11):78]

2. 胆囊炎,胆石症。处方组成:乌梅6g,川楝子12g,虎杖20g,金钱草60g,土大黄30g。并随证稍作加减,每日1剂,水煎服,10天为1个疗程,治疗2~4个疗程,效果良好。[甘肃中医学院学报,

3. 男性不育症。处方组成:乌梅、党参各 12g,细辛 3g,干姜、当归、附子、黄柏各 9g,黄连 6g,花椒 2g,开水煎服,每日 1 剂,早晚各服 1 次。30 天为 1 个疗程,治疗 2~3 个疗程,效果良好。〔中医杂志,1990,31(1):44〕

【药理研究】

1. 镇静催眠及抗惊厥作用。

2. 镇咳作用。

3. 有抑菌作用。

4. 抗病毒作用。

5. 抗肿瘤作用。

6. 抗氧化作用。

7. 降血脂作用。

8. 止血等多种药理作用。

【临床医案】

梁某,老年男性,坐骨神经痛 3 年不愈,多方求治,收效甚微。初诊时腰腿疼痛剧烈,难以履步。观其原用方剂,多为温经通络、活血化瘀之品。辨证属瘀血阻络,予身痛逐瘀汤重加乌梅,药用乌梅 15g,川牛膝 12g,地龙 12g,秦艽 10g,香附 6g,炙甘草 6g,当归 10g,川芎 6g,黄芪 12g,红花 10g,没药 6g,木瓜 6g,水煎服,每日 1 剂,共服药 28 剂,顽疾告愈,随访 3 年未复发。

叶天士指出"酸能柔肝"。《素问·阴阳应象大论》曰"酸生肝,肝生筋",生者,滋养之意也。血类阴而藏之于肝,乌梅味酸,故有柔阴养血、养筋舒络之效。肢体疼痛有虚实之分,虚者多为阴血不足,筋脉经络失养,拘急作痛,此时重用乌梅,在于滋养血脉经络,缓急止痛。实者多为风寒湿邪及瘀血,留滞经络,气血闭阻,不通则痛。治疗时虽应以祛邪为主,然祛风寒湿邪,常用辛散、温通、燥烈之品,多有伤阴耗血之弊,往往邪虽去而阴血更伤,使经络失养疼痛复作。此时佐用乌梅,柔阴养血,在于防止其他药物辛温、燥烈之弊,达到祛邪不伤正的目的,即先安未受邪之地。治疗瘀血阻络之肢体疼痛,用乌梅与活血化瘀药为伍,在于滋阴生血,使瘀血去而新血生,血脉经络不失所养,与活血化瘀药相得益彰,增强疗效。

[山东中医杂志,1993,12(4):44]

下药（下品）

（四十六）铅丹

【原文】

味辛,微寒,主吐逆胃反,惊痫癫疾,除热下气。炼化还成九光[1]。久服通神明[2]。

【注释】

[1]炼化还成九光:"九光"指铅反复加工九次出现的各种不同颜色的氧化物。古代由铅加工制成的铅的氧化物,四氧化三铅,要反复九次才能制成,称"九转铅丹"。

[2]通神明:一为通晓阴阳变化的规律。二为调和阴阳使其趋于动态平衡。此为二意均有。

【原文串讲】

本品味辛,性微寒,主治吐逆胃反呕吐,惊痫癫疾,能除热下气。要炼化还成九转铅丹。久服,通神明。

【临床解读】

比较《本经》中铅丹的效用。

古今皆用的效用有味辛,微寒,惊痫癫疾,除热下气。炼化还成九光。

古存今失的效用为主上逆胃反,久服通神明。

1.《本经》铅丹功用与现代临床功用相同处:

①味辛,微寒。味辛发散,性寒除热。

②惊痫癫疾。铅丹能镇惊安神《伤寒论》柴胡加龙骨牡蛎汤,铅丹配柴胡、黄芩、龙骨等药,治胸满烦惊,小便不利,谵语,一身尽重,不可转侧者。

③除热下气。铅丹除热下气,临床亦用于多种五官疾患。如明目经验方治赤眼痛,用铅丹、蜂蜜调匀,贴太阳穴,立效。本品可

治疗鼻衄。黄丹6g,独头蒜1~2头,共捣为泥,贴于足心(右鼻腔出血贴左足心;左鼻腔出血贴右足心)。一般20秒衄血即止。

④炼化还成九光。临床使用铅丹多系加工品,是用铅加工制成的铅氧化物四氧化三铅。

2.《本经》铅丹特有的与现代临床功用不同处:

①主吐逆胃反。古方多用铅丹重镇降逆止吐。如《圣济总录》人参丸,人参、半夏、前胡、铅丹四味药,为细末,煮枣肉为丸,如梧桐子大。每服二十丸,食后生姜汤送下。主治呕吐不下食,头痛。《圣济总录》丹砂丸,铅丹配丹砂、陈橘皮、半夏、厚朴、生姜汁、麦蘖、陈曲、代赭等,主治反胃吐食,日久不止,大肠结燥。《肘后备急方》碧霞丹,治吐逆。用铅丹120g,加米醋半升煎令干,再以炭火煅透红,放冷,为细末。粟米饭为丸,梧桐子大。每服七丸。因其有毒,现已很少应用。

②久服通神明。汉代指的"久服通神明"还含有道教中追求的所谓"登仙"的迷信思想。古代炼丹家希望通过服食丹药而达到通神明,轻身耐老。但实际上并没通神明的功效。隋炀帝杨广、唐太宗李世民、唐宪宗李纯、唐穆宗李恒以及明世宗朱厚熜等人,都是因为服用含有铅汞的长生不老药"金丹"中毒而未尽天年。所以现代养生中我们不提倡服食这类药物。

【临床应用】

1. 外伤骨折。处方组成:牛角炭500g,青麻炭50g,煅龙骨100g,黑铅粉500g,陈小粉500g,陈醋调膏,取适量敷于骨折处。功能活血接骨,消肿止痛。效果良好。[广东微量元素科学,2001,8(9):21]

2. 小儿鹅口疮。先用干净纱布蘸二道淘米水洗口,再用纱布蘸铅丹少许,轻擦患处,日2~3次。疗效显著。一般2~4日即愈。[河南中医,1985(5):6]

3. 肩关节周围炎。处方组成:铅丹20g,纯松香粉50g。诸药

和匀后,摊在油纸或塑料布上,白酒喷湿,敷患处。一般连敷4次可愈。[四川医学,1982(3):162]

【药理研究】

1. 杀灭细菌、寄生虫作用。
2. 抑制黏膜分泌作用。

【临床医案】

刘渡舟曾治尹某某,男,34岁。因惊恐而患癫痫病。发作时惊叫,四肢抽搐,口吐白沫,汗出。胸胁发满,夜睡呓语不休,且乱梦纷纭,精神不安,大便不爽。视其人,神情呆滞,面色发青,舌质红,舌苔黄白相兼。脉象沉弦。辨为肝胆气郁,兼有阳明腑热,痰火内发而上扰心神,心肝神魂不得潜敛之故。治宜疏肝泻胃,涤痰清火,镇惊安神。方予柴胡12g,黄芩9g,半夏9g,党参10g,生姜9g,龙骨15g,牡蛎15g,大黄6g(后下),铅丹3g(布包),茯苓9g,桂枝5g,大枣6枚,服1剂则大便通畅,胸胁之满与呓语皆除,精神安定,唯见欲吐不吐,胃中嘈杂为甚,上方加竹茹16g,陈皮10g服之而愈。病因惊恐等情志因素,发生癫痫。《临证指南医案》认为,癫痫"或由母腹中受惊以致内脏不平,经久失调,一触积痰,厥气内风,猝焉暴逆"而发。刘渡舟认为柴胡加龙骨牡蛎汤证的主症当以"胸满烦惊"为要点,尤其应突出"惊"的症状。因为"惊是和胆气分不开的,胆有病就要惊,肝有病就'好怒'",而胸满亦是少阳证的主症之一。因此"胸满烦惊"可作为此证的辨证要点。此证虽为邪犯三阳,而以少阳为主,尤其以心胆不宁之精神症状较为突出,因此治当从少阳和解泄热,镇惊安神,故柴胡加龙骨牡蛎汤由小柴胡汤去甘草,加桂枝、茯苓、大黄、龙骨、牡蛎、铅丹而成。邪入少阳,故以小柴胡汤和解枢机,畅利三焦,扶正祛邪;加用桂枝、茯苓可助太阳气化之功,助三焦通利;大黄泻阳明胃热;龙骨、牡蛎、铅丹重镇以安神定惊。方中铅丹有毒,原方剂量为一两半,折算成现在的剂量即为一钱半。刘渡舟认为多用一钱,最多用一钱五,不可多用,亦不可久服。

［伤寒名医验案精选,学苑出版社,2005:75］

(四十七) 代赭[1]

【原文】

味苦,寒。主鬼注[2]、贼风[3]、蛊毒,杀精物恶鬼,腹中毒邪气,女子赤沃[4]漏下。一名须丸。

【注释】

[1]代赭:即为赭石,以山西为主产地,属古代之代郡,故又名代赭石。

[2]鬼注:指传染病。《圣济总录》:"论曰鬼注者,忽因鬼邪之气排击,当时即病,心腹刺痛,闷绝倒仆,如中恶状,余势不歇,停积弥久,有时发动,连滞不已,乃至于死,死则注易旁人,故谓之鬼注。"

[3]贼风:贼,伤害的意思。贼风,即异常的风气。张介宾《类经·疾病类》注:"贼者,伤害之名。凡四时不正之气,皆谓之贼风邪气。"

[4]赤沃:证名。痢下赤色黏沫。《素问·至真要大论》:"少阴之胜……腹满痛,溏泄,传为赤沃。"王冰注:"沃,沫也。"

【原文串讲】

本品味苦,性寒。主治鬼注等传染病、去四时不正之贼风邪气、治蛊胀病,能杀精物恶鬼,祛腹中毒邪气,治女子赤沃漏下。异名须丸。

【临床解读】

比较《本经》中赭石的效用。

古今皆用的效用有味苦,寒,腹中毒邪气,女子赤沃漏下,杀精物恶鬼。

古存今失的效用为主鬼注、贼风、蛊毒。

1.《本经》赭石功用与现代临床功用相同处：

①味苦,寒。本品苦寒,有凉血止血之功。

②腹中毒邪气,女子赤沃漏下。代赭石清热凉血、收敛止血,如《备急千金要方》用代赭石末和地黄汁服,治妊娠胎漏,下血不止。

③杀精物恶鬼。代赭石归肝心二经,性味苦寒,善清心肝火热,质重坠痰,安神定惊,可用于癫狂惊痫之证。

2.《本经》赭石特有的与现代临床功用不同处：

主鬼注、贼风、蛊毒。本品能治鬼注、贼风、蛊毒,如《圣济总录》中的大金牙散,代赭石与金牙、曾青、雄黄、大黄、牛黄合用,主治传尸骨蒸、肺痿痃癖;及诸蛊注忤,虫蛇蜂蝎等毒。《太平圣惠方》之牛黄丸,代赭石与牛黄、光明砂、犀角屑(现已禁用,以水牛角代)、麝香、木香、人参等合用,主治百病疳瘤、腹胀黄瘦。《圣济总录》中的人参丸,代赭石配人参、紫参、半夏、藜芦、桔梗。主治蛊注,四肢浮肿,肌肤消瘦,咳逆,腹大如水状。

【临床应用】

1. 肠结核并发肠梗阻。处方组成:旋覆花 12g,代赭石 50g,半夏 10g,生姜 3 片,甘草 6g,夏枯草 20g,青皮 10g,百部 12g。每日 1 剂,水煎服。早晚温服。并加用西药抗痨,2 个月为 1 个疗程。效果良好。[湖北中医杂志,1981(6):44]

2. 经行吐衄。用代赭石细末 18g 煎汤送下大黄末 3g,肉桂末 3g,每天 1 剂,早晚分服。2 周为 1 个疗程。效果良好。[山东中医杂志,1987(6):20]

3. 便秘。用代赭石、芦荟等量研细末,加适量面粉,白酒打糊为丸,每服 6g,每日 2 次,白开水送服,2 周为 1 个疗程。效果良好。[山东中医杂志,1983(3):28]

4. 青年早老性脱发。用代赭石研细末,早晚各服 3g,经 2~3 个月治疗,在终止脱发方面均获满意效果。[新医学,1976,7(5):

【药理研究】

1. 促消化作用。

2. 升白细胞作用。

【临床医案】

杨某,女,27岁,工人。1977年11月18日初诊:肺病咯血多年,反复发作,近又大咯血,几乎盈杯。西医诊断为"肺结核伴支气管扩张咯血"。症见面赤颧红,心情烦躁,胸闷不舒,脉弦带数,舌光红。肺阴亏虚,肝经气火入络,遂成木火刑金之候。欲清其火,必先降气,气顺血宁,咯血乃安。处方:旋覆花(包)5g,代赭石(先煎)24g,沉香片(后下)1.5g,大黄炭6g,黄连1.5g,北沙参15g,麦冬12g,炒丹皮6g,槐花炭12g,茜草炭15g,大青叶15g。3剂。

11月21日二诊:咯血大减,痰血尚频,原方去沉香,加桑皮3g。5剂后续投清化痰热之剂,咯血遂止,诸症消失。

[中医杂志,1981(2):16]

(四十八) 附子

【原文】

味辛,温。主风寒咳逆邪气,温中,金创,破癥坚,积聚,血瘕[1],寒湿痿躄[2],拘挛,脚痛不能行步。

【注释】

[1]血瘕:病证名。因瘀血聚积所生的有形肿块。为八瘕之一。

[2]痿躄:见(三十三)紫菀,注[1]。

【原文串讲】

本品味辛,性温。主治风寒咳逆邪气,能温暖脾胃,疗外伤瘀痛,破癥坚积聚血瘕等腹内积块,或胀或痛,治寒湿引起之四肢痿弱、足不能行及四肢拘挛,脚痛不能行步。

【临床解读】

比较《本经》中附子的效用：

古今皆用的效用有味辛，温。主风寒咳逆邪气，温中，寒湿痿躄，拘挛，脚痛不能行步。

古存今失的效用为金创，破癥坚积聚，血瘕。

1.《本经》附子功用与现代临床功用相同处：

①味辛，温。本品辛散温通。

②主风寒咳逆邪气。用本品配麻黄、细辛以温阳祛风散寒，主治阳虚外感风寒者，如《伤寒论》麻黄细辛附子汤。临床上用温阳片（由附子、生地黄、淫羊藿、补骨脂等组成）治支气管哮喘。［中医杂志，1983（5）：343］

③温中。本品能温暖脾胃，如《太平惠民和剂局方》附子理中丸，用炮附子配人参、白术、炮姜等治脾胃虚寒之吐泻、腹痛。

④寒湿痿躄，拘挛，脚痛不能行步。本品性温燥，善祛寒除湿，如《伤寒论》甘草附子汤用本品配甘草、白术、桂枝，治风湿相搏、骨节疼烦掣痛，又如《千金方》中附子汤，主治湿痹缓风。

2.《本经》附子特有的与现代临床功用不同处：

①金创。本品能治外伤瘀痛，《圣济总录》中的附子膏，附子合猪脂为膏，摊伤处，主治腕折伤损。《太平圣惠方》之附子散，附子配败龟、虎胫骨、当归、川芎、没药等，主治一切伤折，疼痛不可忍。又如《太平圣惠方》中的附子散，附子配蒲黄、当归、川芎、姜黄、赤芍药等，主治从高坠下，落马车辗，一切伤折。

②破癥坚积聚，血瘕。本品能破癥消积，《圣济总录》中的妙香丸，附子与槟榔、桂、丹砂、桃仁、麝香等同用，主治积聚留滞，胸膈痞闷，痃癖结块，四肢倦怠，不思饮食。《三因极一病证方论》之妙应丹，附子与荜茇、木香、青皮、破故纸等，主治诸脏气虚、积聚、烦闷，或宿食留饮，妇人产后，败血不消，子月水不通，结为癥瘕。《全国中药成药处方集》之附桂紫金膏，附子（天雄）与生地、当归、

干姜、血余、麻黄、白芷等合用,主治风湿风寒,劳伤瘫痪,积聚痞块,流注瘰疬等症。

【临床应用】

1. 慢性支气管炎。用生川乌、生附子、生南星制成注射液静脉注射,或加穴位注射,治疗本病属于寒证、阳虚证者。治疗 18 例,显效 10 例,有效 6 例,无效 2 例。[云南中医杂志,1984,5(1):9]

2. 危重创伤。在西医抢救的基础上,服用中药参附汤,度过休克期。此期间,共补液近 10000ml,其中全血 4800ml,共服用红参和附子各 30g。[医学研究通讯,1976(9):27]

【药理研究】

1. 强心作用。

2. 抗炎作用。

3. 镇痛作用。

4. 镇静作用。

5. 抗衰老作用。

【临床医案】

女,71 岁,2005 年 3 月 12 日初诊。腹痛 3 个月。于某省级医院确诊为乙状结肠癌并转移。因年事已高,且病至晚期又合并糖尿病,家属不愿采取手术及放、化疗等治疗。现患者大便干,消瘦,精神可,纳可。舌质紫黯,苔少,脉沉细无力。辨证属气滞血瘀,治以理气消壅、活血化瘀。方用薏苡附子败酱散加减:枳实 10g,厚朴 10g,败酱草 15g,薏苡仁 30g,附子 10g,大黄 10g,桃仁 10g,赤芍 15g,牡丹皮 10g,白花蛇舌草 15g,党参 15g,茯苓 15g,当归 15g。水煎服,日 1 剂。10 剂后腹痛明显减轻,大便质软成形,1~2 日 1 行。再服 10 剂,以巩固疗效。4 月 3 日家属来述,患者无明显不适。

[山东中医杂志,2006,25(7):494]

（四十九）乌头[1]

【原文】

味辛,温。主中风恶风,洗洗[2]出汗,除寒湿痹,咳逆上气,破积聚寒热。其汁煎之,名射罔,杀禽兽。一名奚毒,一名即子,一名乌喙。

【注释】

[1]乌头:指川乌和草乌。

[2]洗洗:见(二十四)当归,注[2]。

【原文串讲】

本品味辛,性温。主治中风、又治风邪入侵,寒冷而战栗,能发汗而出,可除寒湿痹,治咳逆上气,破积聚寒热。其汁煎之,名射罔,杀禽兽。异名奚毒、即子、乌喙。

【临床解读】

比较《本经》中乌头的效用:

古今皆用的效用有味辛,温。除寒湿痹,破积聚寒热。

古存今失的效用为主中风恶风,洗洗出汗,咳逆上气。

1.《本经》中乌头功用与现代临床功用相同处:

①味辛,温。本品辛散温通。

②除寒湿痹。本品辛热升散苦燥,"疏利迅速,开通关腠,驱逐寒湿",为治风寒湿痹证之佳品,尤宜于寒邪偏胜之风湿痹痛。

③破积聚寒热。本品辛散温通,可消肿溃坚。《圣济总录》丁香丸,乌头与丁香、附子、槟榔、大戟、紫菀等同用。主治一切气疾,癥癖块及远年积。

2.《本经》乌头特有的与现代临床功用不同处:

①主中风,恶风洗洗,出汗。本品善于祛风,《洪氏集验方》中的一粒金丹,乌头配五灵脂、白僵蚕、白蒺藜、没药等,主治中风瘫痪,口眼㖞斜,涎潮语涩,浑身疼痛,及一切风疾。《普济方》中的加

味青州白丸,乌头配白附子、天南星、半夏、川姜、白僵蚕、天麻等。主治中风,半身不遂,口眼㖞斜,痰涎闭塞,咳嗽咯血,胸膈满闷,小儿惊风,妇人血风;大人洗头风。《杨氏家藏方》之活血散,由白花蛇与草乌头、川乌头、防风四味组成,主治大风疾,诸风。

②咳逆上气。《阴证略例》匀气散,川乌头三个(炮裂,去皮脐),研为细末。每服二钱。主治阴证咳逆。《圣济总录》中的十圣丸,乌头配大戟、桑根白皮、甘遂、甜葶苈、巴豆、槟榔等,主治水病喘急上气。《外台秘要》中的天门冬煎,乌头与天门冬、杏仁、桂心、厚朴、杜仲等合用,主治咳嗽。《普济方》的祛风导气化痰丸,乌头配天南星、白附子、全蝎、半夏。主治咳嗽气积,呕吐痰涎。

【临床应用】

1. 恶性肿瘤。用 0.8mg/2ml 的乌头碱注射液,每日 1~2 次,肌内注射,30 天为 1 个疗程,休息 15~30 天后继续给药。治疗晚期胃癌不能手术者和晚期原发性肝癌。有效病例表现疼痛缓解,食欲增加,存活期延长。[济南医药,1983(4):1]

2. 慢性支气管炎。用复方三生针(生川乌、生附子、生南星),每次 10ml 加 50% 葡萄糖 40ml 静脉注射。每日 2 次,部分病人用本药加普鲁卡因穴位封闭,效果良好。[云南中医学院学报,1986(1):40]

3. 中风口眼歪斜,语言謇涩,步履不正。川乌头(去皮脐)、五灵脂各五两。上为末,入龙脑、麝香,研令细匀,滴水丸如弹子大。每服 1 丸,先以生姜汁研化,次暖酒调服之,一日两服,空心晚食前服。效果良好。[湖北中医杂志,2015,37(1):30]

【药理研究】

1. 镇痛、局部麻醉作用。

2. 强心作用。

3. 消炎作用。

4. 对肿瘤有抑制作用。

5. 镇静作用。

【临床医案】

陈某,男,62岁。1990年11月8日初诊。喘咳遇寒即作20余年,今次发作1个月余,服"百喘朋"等药无效,输10%葡萄糖加氨苄青霉素,喘咳反增剧。前医用定喘汤、射干麻黄罔效。刻诊:喘咳胸满,不能平卧,头晕目眩,心慌突突,畏寒肢冷,背寒腰冷,夜尿频多,脉沉细而紧,苔薄而白。该患年过花甲,阳气已衰,寒饮内伏(喘咳之根),复感寒邪,仅止咳平喘,治其标必少效,温阳驱寒方可化其寒痰,根本一断,喘咳自平。制川乌6g,炙麻黄、炙甘草各10g,黄芪、白芍各15g,蜂蜜50g、炒白芥子、炒葶苈各12g。共煎,温饮。服药4剂,自觉身暖,吐痰半盂,心胸朗开,喘咳已平。后以二陈汤(改散)合玉屏风散调理月余。追访至今,小发两次,煎艾水泡脚,饮生姜水拌红糖即止。

[四川中医,1996,14(8):53]

(五十) 半夏

【原文】

味辛,平。主伤寒寒热,心下坚,下气,喉咽肿痛,头眩胸胀,咳逆,肠鸣,止汗。一名地文,一名水玉。

【原文串讲】

本品味辛,性平。主治伤寒寒热互见,心下坚满,又能下气,治喉咽肿痛,头眩胸胀,咳逆肠鸣,可止汗。异名地文、水玉。

【临床解读】

比较《本经》中半夏的效用:

古今皆用的效用有味辛,心下坚,下气,喉咽肿痛,头眩胸胀,咳逆。

古存今失的效用为平。主伤寒寒热,止汗,肠鸣。

1.《本经》半夏功用与现代临床功用相同处:

①味辛。本品味辛而散。成无己曰："辛者散也,半夏之辛以散逆气,以除烦呕,辛入肺而散气,辛以散结气。"

②心下坚,下气。半夏辛开散结,化痰消痞,治心下痞,脚气冲心,结胸,梅核气。

③喉咽肿痛,头眩胸胀,咳逆。半夏辛温而燥,为燥湿化痰,温化寒痰之要药。善治湿痰蒙蔽清窍,眩晕,头痛,痰多,胸膈满闷,咳嗽气逆。

2.《本经》半夏特有的与现代临床功用不同处:

①平。《本经》认为半夏性平。但《名医别录》指出半夏:"生微寒、熟温。"后世医家多认为半夏性温。

②主伤寒寒热。本品能治伤寒,如小柴胡汤,《汤液本草》指出半夏,"俗用为肺药,非也。止吐为足阳明,除痰为足太阴,小柴胡中虽为止呕,亦助柴胡能主恶寒,是又为足少阳也,又助黄芩能去热,是又为足阳明也"。《圣济总录》中的半夏汤,半夏配木通、桃仁、附子、葛根、枳壳、黄芩等,主治伤寒发汗不解,变成狐惑,寒热无常,心中燥闷,不欲饮食。《太平圣惠方》之半夏汤,半夏配黄芩、干姜、赤茯苓、人参、甘草。主治伤寒三四日,不能卧,但欲起,胸中结热烦闷,脉洪大者。《古今医统大全》中的大半夏汤,半夏与茯苓、生姜合用,主治伤寒痰证。

③肠鸣。半夏能分水止泻,《本草衍义》指出:"半夏,今人惟知去痰,不言益脾,盖能分水故也。脾恶湿,湿则濡而困,困则不能制水。《经》曰,湿胜则泻。一男子夜数如厕,或教以生姜一两碎之,半夏汤洗,与大枣各三十枚,水一升,瓷瓶中慢火烧为熟水,时时呷,数日便已。"《世医得效方》中的大半夏汤,半夏与陈皮、茯苓、桔梗、槟榔、甘草各等分。主治水胀。脾土受湿,不能制水,水渍于肠胃,溢于皮肤,辘辘有声,怔忡喘息。《素问病机气宜保命集》之半夏汤,半夏曲配茯苓、白术、淡桂、甘草,主治霍乱转筋,吐泻不止。《小儿卫生总微论方》的半夏汤,半夏配陈粟米,主治脾胃虚寒,

吐泻,及有冷痰。

④止汗。本品能止汗。《本草经疏》:"半夏……柴胡为之使。辛温善散……中焦者,足太阴之所治也,有湿有热,清浊不分则肠鸣,湿热胜则自汗,入足太阴故并主之。"《绛雪园古方选注》曰:"寓升降之法,升以半夏,从阳分通卫泄邪,降以秫米,入阴分通营补虚,阴阳通,卧立至,汗自出,故曰汗出则已矣。"《灵枢》中的半夏汤,半夏配秫米,主治痰饮客于胆腑,自汗不得眠。《圣济总录》之半夏汤,半夏配栝楼实、薤白,主治胸痹,心下坚痞,急痛彻背,短气烦闷,自汗出。《校注妇人良方》中的半夏汤,半夏配黄芩、远志、生地、秫米、酸枣仁、缩砂等,主治胆腑实热,精神恍惚,寒热泄泻,或寝汗憎风,善太息。

【临床应用】

1. 伊立替康所致延迟性腹泻。处方组成:半夏 12g,黄芩、厚朴、陈皮、党参、白豆蔻各 10g,甘草 5g。将以上药物加水煎煮至 200ml 药液,每次服用 100ml,每日服用 2 次。于实施化疗前 1 天开始服用,连续服用 15 天。效果良好。[安徽医药,2008(11):76-77]

2. 尿毒症。处方组成:姜半夏 9g,附子 6g,炒白术 12g,黄芪 30g,水煎服,日 1 剂,早晚温服。2 个月为 1 个疗程。效果良好。[浙江中医杂志,1987,22(11):484]

3. 宫颈糜烂。生半夏研粉过筛,装瓶备用。病人取膀胱截石位,先用无菌棉球拭净糜烂面上分泌物,然后用带线棉球蘸上半夏粉适量,对准宫颈糜烂处置入,紧贴糜烂面(勿将药粉撒在阴道壁上),棉球线头露在阴道外,24 小时后取出。每周上药 1~2 次,8 次为 1 个疗程。效果良好。[陕西中医,1983,5(5):11]

4. 冠心病、心房颤动。处方组成:清半夏 9g,青竹茹 9g,龙胆草 6g,茯神 9g,琥珀 8g,太子参 9g。水煎服,日 1 剂,早晚温服。1 个月为 1 个疗程。效果良好。[中医药信息,1986(6):27]

【药理研究】

1. 镇咳、祛痰作用。

2. 利尿作用。

3. 镇吐作用。

4. 抗溃疡作用。

5. 抗心律失常作用。

6. 抗肿瘤作用。

7. 抗早孕作用。

【临床医案】

患者,男,27岁,外地来京工人,2006年11月2日初诊。出汗3~4年,并逐渐加重,日间自汗,动则益甚,夜间盗汗,烦躁失眠,口苦咽干,畏热喜凉,易疲倦,早泄,有时阳痿不举,脘腹胀,纳食可,大便黏滞小畅,3~4天一行,舌淡红,苔黄厚腻,脉滑。患者平素饮酒,喜食肥甘厚味。辨为湿热内蕴,阴阳失调。治拟辛开苦降、健脾化浊之法。方用半夏泻心汤及黄连温胆汤化裁:黄连10g,黄柏10g,半夏10g,太子参15g,莲子心6g,竹茹10g,茯苓15g,石菖蒲10g,远志10g,夜交藤15g,炒枳实12g,苍术、白术各10g,刺猬皮9g,煅龙骨、煅牡蛎各30g。7剂,每日1剂,水煎服。

2006年11月9日二诊:盗汗消失,日间自汗小减,烦躁怕热减轻,睡眠好转,腹胀减,大便畅,日一行,他症同前,舌淡红,苔淡黄、根部腻,脉滑。药用黄连10g,黄柏10g,半夏10g,太子参15g,莲子心6g,竹茹10g,茯苓15g,石菖蒲10g,远志10g,夜交藤15g,炒枳实12g,陈皮12g,川牛膝10g,煅龙骨、煅牡蛎各30g,刺猬皮9g。继服7剂。

2006年11月17日三诊:自汗、盗汗症状已消失,烦躁怕热明显减轻,睡眠好,大便正常,早泄等症无明显改善,舌淡红,苔白中根部稍腻,脉滑。虑其下焦湿热未尽,守上方加减。处方:黄连10g,黄柏10g,知母12g,太子参20g,莲子心6g,炒枳实12g,半夏

10g,石菖蒲 10g,远志 10g,茯苓 15g,泽泻 15g,川牛膝 15g,泽兰 15g,刺猬皮 9g,蜂房 9g。10 剂。

2006 年 12 月 11 日四诊:患者自服上方 20 余剂后,症状基本消失,早泄、阳痿明显好转。又以上方出入服药 10 剂而愈。

〔中国中医药信息杂志,2009,16(5):81〕

(五十一) 虎掌[1]

【原文】

味苦,温。主心痛,寒热结气、积聚伏梁[2],伤筋、痿[3]、拘缓[4],利水道。

【注释】

[1]虎掌:虎掌即天南星。为天南星科植物天南星、东北天南星或异叶天南星等的块茎。

[2]伏梁:古病名。伏梁是因秽浊之邪结伏肠道,阻滞气血运行,秽浊与气血搏结日久而成。以腹痛,腹泻,右下腹包块为主要表现的积聚类疾病。

[3]痿:痿者萎也,枯萎之义,即指肢体痿弱,肌肉萎缩。凡手足或其他部位的肌肉痿弱无力,弛缓不收者均属痿病范畴。

[4]拘缓:拘。筋脉拘紧牵强不伸之证。《素问·生气通天论》:"湿热不攘,大筋緛短,小筋弛长。緛短为拘,弛长为痿"。缓。放松,松弛之意。拘缓在此指南星可使筋脉拘紧得以松弛。

【原文串讲】

本品味苦,性温。主治心痛,寒热结气,治以腹痛腹泻、右下腹包块为主要表现的积聚类疾病,治伤筋及肢体痿弱,肌肉萎缩。可使筋脉拘紧得以松弛,具有通利水道功效。

【临床解读】

比较《本经》中天南星的效用:

古今皆用的效用有味苦,温。寒热结气,积聚伏梁,伤筋。

古存今失的效用为主心痛,痿、拘缓,利水道。

1.《本经》中天南星功用与现代临床功用相同处:

①味苦,温。本品苦能泄燥,性温而燥,有较强的燥湿化痰之功。

②寒热结气。本品可治寒热结气。《普济方》中的星星散,天南星配半夏、常山、草果、陈皮、厚朴等,主治疟已表解,寒热不止。

③积聚伏梁。本品外用能消肿散结止痛。治痈疽肿痛、积聚伏梁。如《魏氏家藏方》七生丹,天南星配白附子、全蝎、半夏、僵蚕、干姜、乌头。主治风邪乘虚入脏,留蓄胞膜,下至足胫不仁,久为伏梁。《普济方》挝脾丸,天南星配半夏、白牵牛等,主治积聚。

④伤筋。本品可消肿散结,由天南星药粉与米醋或白酒混合外用使用,可治疗跌打损伤。《伤科汇纂》中的消风散,天南星配人参、防风、川芎、厚朴等,主治跌打损伤。

2.《本经》天南星特有的与现代临床功用不同处:

①主心痛。本品性温散寒止痛。《证治宝鉴》中的爽神汤,天南星配覆盆子、酸枣仁、黄柏、枸杞子、薯蓣、菖蒲等,主治血气虚,心疼刺痛不已。《太平圣惠方》中的虎掌丸,天南星配赤茯苓、龙齿、朱砂、当归、阿魏等,主治尸疰,寒热,不思食味,心腹刺痛。《圣济总录》的万灵丸,天南星配陈橘皮、京三棱、巴豆、大黄、肉苁蓉、白牵牛、白术等制丸服,主治积聚滞气,胸膈痞闷,心腹刺痛。

②痿。《本草崇原》曰南星"味苦性温,又得阳明燥烈之气化……阳明主润宗筋,束骨而利机关,故伤筋痿拘能缓。缓,舒缓也"。《丹溪心法》中的家宝丹,天南星配川乌、五灵脂、草乌、白附子等,主治风疾瘫痪,痿痹不仁,口眼㖞斜。《本事方释义》中的续骨丹,天南星配天麻、白附子、牛膝、乌头、羌活等,主治两脚软弱,虚羸无力及小儿不能行。《集验良方》中的开结丸,天南星配黑丑、熟大黄、白矾、皂荚等,主治感冒,浑身发热,头疼足痿。

③拘缓。本品主润宗筋,使拘能缓,《圣济总录》中的大黄丸,天南星与大黄、干姜、白僵蚕、天麻、白附子等,主治急风手足拳挛,不得屈伸,大小便涩,百节痛不能行。《世医得效方》中的大省风汤,天南星配川芎、半夏、防风、甘草、全蝎等,主治历节风痛,筋脉挛急。

④利水道。本品能通水道而利小便。《理瀹骈文》中的健脾膏,天南星配牛精肉、苍术、白术、川乌、益智仁等,主治脾阳不运,水肿,黄疸。《中藏经》中的万应丸,天南星配甘遂、大黄、三棱、蓬术、当归等,主治伤寒结胸,癥瘕积聚,心腹疼痛,水肿,脚气。《活幼心书》中的南星腹皮散,天南星配大腹皮、生姜皮、陈皮、青皮、桑白皮、甘草,主治肿疾欲愈未愈之间,脾胃虚慢,腹胀胸满,小便不利。

【临床应用】

1. 子宫颈癌。将天南星栓剂(含生药 50g),置于宫颈癌病灶上;棒剂(含生药 10g),塞入颈管内;针剂(每支 2ml,含生药 10g)4ml,每日或隔日注入宫颈或宫旁组织,并口服汤剂(生南星煎汤代茶,每日 15g)等综合疗法治疗,效果良好。[中华临床中药学,人民卫生出版社,2015:866]

2. 腮腺炎。生天南星研粉浸于食醋中 5 天,备用。用时用药棉蘸取此液外涂患处,每天 3~4 次。效果良好。[新医学,1972(10):49]

3. 小儿口角流涎。天南星 30g,研末醋调,晚间敷足心涌泉穴,以布条缠扎,每次敷 12 小时,效果良好。[中医杂志,1964(9):15]

【药理研究】

1. 抗惊厥作用。

2. 镇静、镇痛作用。

3. 祛痰作用。

4. 抗肿瘤作用。

5. 抗氧化作用。

【临床医案】

张某,女,47岁。1992年5月10日初诊。家人代述,素有高血压史,8个月前,因怒气郁,头部剧烈疼痛,旋即昏倒,经西医抢救后,遗留右侧肢体偏瘫,言语謇涩,CT示:脑出血。住院后经中西医治疗半年,诸症未见好转,出院转针灸治疗仍无效,邀笔者诊。刻下:患者形体丰腴,右侧半身肢体僵硬,凉麻不用,不能转侧和下床活动,言语謇涩,发音低微,大小便需家人搀扶,时有头痛,头昏,气短,心慌,乏力,血压偏高,患肢疼痛,肿胀,僵硬,舌淡紫苔白滑腻,脉弦滑。证属气虚血瘀,痰浊阻络。治以益气化痰,祛瘀通络。用自拟速效复瘫散(水蛭、三七、砂仁、蜈蚣、炒白芥子共粉碎为散剂)450g,日服45g,分3~4次用星夏化痰汤(生黄芪90g,当归30g,肉桂20g,生南星15g,生旱半夏30g,陈皮10g)煎送。10剂后复诊时诸症大为好转,已能在床上转身,起坐,且能下床扶壁慢行十余米,发音比从前响亮、清楚,食纳大增,二便正常,再守方20剂后,复诊时已能灵活下床活动,弃杖慢行,右上肢僵硬肿胀亦消失,且能抬高,发音基本清楚,再嘱守服上药1个月,上下楼、活动基本正常。嘱以香砂六君丸(常量)合复瘫散,守服3个月以善其后,追访至今无复发。

〔辽宁中医杂志,1999(2):84〕

(五十二) 大黄

【原文】

味苦,寒。主下瘀血、血闭、寒热,破癥瘕积聚,留饮[1]宿食,荡涤肠胃,推陈致新[2],通利水谷道,调中化食,安和五脏。

【注释】

[1]留饮:中焦脾胃阳虚,运化功能失调,水湿津液停滞于肠胃的称"留饮"。主要症状为口渴、胁下痛引缺盆、胸胁胀痛、胃中有震水声、背有寒冷感、脉沉等。

[2]推陈致新:参见(十二)茈胡,注[2]。大黄的"推陈致新",其义有二,一是荡涤肠胃中的陈腐,通调肠胃,旺盛新陈代谢,二是祛瘀血、生新血,活血祛瘀,也是推陈致新。

【原文串讲】

　　本品味苦,寒。主治下瘀血、血闭、寒热,能破癥瘕积聚,治留饮宿食,可荡涤肠胃,推陈致新,能通利水谷道,调中化食,安和五脏。

【临床解读】

　　比较《本经》中大黄的效用。

　　古今皆用的效用有味苦,寒。主下瘀血、血闭、破癥瘕积聚,留饮宿食,荡涤肠胃,通利水谷道。

　　古存今失的效用为寒热,推陈致新,调中化食,安和五脏。

　　1.《本经》大黄功用与现代临床功用相同处:

　　①味苦,寒。本品苦寒沉降,善能泄热。

　　②主下瘀血、血闭。本品有较好的活血逐瘀通经作用,其既可下瘀血,又清瘀热,为治疗瘀血证的常用药物。

　　③破癥瘕积聚。本品能逐瘀通经,治疗癥瘕积聚,如《金匮要略》中大黄䗪虫丸。

　　④留饮宿食,荡涤肠胃。大黄有良好的泻下作用,能荡涤肠胃,推陈致新,凡实积便秘,脘腹胀满,腹痛拒按者,每用为主药。

　　⑤通利水谷道。本品能通利水湿,如《太平惠民和剂局方》的八正散,能治湿热淋证。尿频尿急,溺时涩痛,淋沥不畅,甚则癃闭不通,小腹胀急之证。

　　2.《本经》大黄特有的与现代临床功用不同处:

　　①寒热。大黄临床上可用于寒热错杂的消化系统疾病。如《伤寒论》附子泻心汤,由大黄、黄芩、黄连、附子组成。主治寒积于下,热壅于上,心下痞硬,大便秘结,不得眠者。

　　②推陈致新。本品能推陈致新,国医大师朱良春以其亲身之

体验,认为大黄确有推陈致新,延缓衰老,降低胆固醇、甘油三酯及利胆消石之功。历代本草对大黄记述颇多,虽见仁见智,实无出《本经》之右。正如清末名医张山雷云:"推陈致新、调中化食、安和五脏,此十二字于大黄功用尤其推崇备至,盖肠胃之消化,血脉之周流,在以通为补,苟有宿垢留滞,则秽浊不去,则新生之血亦易瘀积,徒为陈陈相因之恶腐,譬如川流,如有停蓄,纵源来始清,终成恶浊,惟推荡陈腐,然后可以致新,庶几中气和调,食不碍化。"《简明医彀》中的木香槟榔丸,大黄与黑丑、香附、木香、槟榔、枳壳、青皮等合用,功用推陈致新,滋阴抑火,活血通经。主治一切滞气痞块,心腹胀痛,胁满吐酸,痰涎食积,酒毒及痢疾,便闭不通,积热口干,烦躁。《活幼心书》中的万安饮,大黄与人参、当归、防风、柴胡、枳壳等同用,功用推陈致新,除邪辅正,和益脾胃,宣通气血,调顺饮食,疏解风寒,宁心化痰,去烦理热,表里并治。《太平圣惠方》之大黄丸,大黄配槟榔、牛膝、川芎、枳壳、独活、防风。功能调利胸膈,祛逐壅滞,推陈致新,疏风顺气。推陈致新的药物正是通过祛除体内一切邪气,恢复正常生理状态,而达到保养精血、扶助正气功效。

③调中化食,安和五脏。清人张志聪所撰《本草崇原》记载"大黄味苦气寒,色黄臭香,乃肃清中土之剂也,其性走而不守,主下瘀血、血闭,气血不和则为寒为热,瘀血行而寒热亦除……胃者,五脏之本,胃气安则五脏亦安,故又曰安和五脏"。大黄苦味量至轻,可健胃。大黄健胃冲剂,中国人民解放军东部战区空军医院治200例消化性溃疡患者,与雷尼替丁无差异,且90%病人在服药4~5天后上腹部疼痛减轻或消失,嗳气、反酸等症状明显缓解。认为大黄有明显的胃黏膜保护作用,可作为抗溃疡治疗的中药。《医方大成》中的经验调气方,大黄与人参、赤茯苓、木瓜、麦门冬、白术、白芷等合用,功用调顺营卫,流通血脉,快利三焦,安和五脏。主治诸气痞不通,胸膈膨胀,口苦咽干,呕吐少食,肩背腹胁走注刺

痛,及喘急痰嗽,面目虚浮,四肢肿满,大便秘结,水道赤涩。

【临床应用】

1. 幽门螺杆菌阳性的消化性溃疡。用大黄片每次 3~4 片(每片 0.25g,相当于生药 1g),每日 3 次,饭后服,用药 1 月,效果良好。[中医杂志,1991(5):25]

2. 肠梗阻。生大黄研末,成人每次 9g,老幼减半,用开水冲服或胃管注入,每日 2 次,效果良好。[陕西中医,1984(8):33]

3. 中毒性肠麻痹。在治疗原发病的基础上,取大黄(<1 岁 5~10g,1~3 岁 10~15g,4~6 岁 15~20g,7~10 岁 20~30g)用开水 50~100ml 浸泡,待水温约 37℃ 时行直肠灌注,保留 10~20 分钟,每日 2~3 次,效果良好。[四川中医,1989(4):13]

4. 高脂血症。大黄浸膏片,每片 0.5g,每次 4 片,每日 3 次(相当于生药 15g)饭后服,连用 1 个月为 1 个疗程。效果良好。[上海中医药杂志,1988(8):2]

5. 肥胖症。本症指超过标准体重 10%,但未达肥胖症标准。用大黄片每次 4~10 片,每日 1~3 次,饭前 30 分钟服,使大便每日保持 3 次。同时控制主食。治疗 3 个月效果良好。[上海中医药杂志,1991(6):32]

6. 外科手术后的腹胀。生大黄洗净,晒干后研成粉末备用。一般成人取大黄粉 30g,用 300ml 温开水调和后保留灌肠。一般病例 1 次即可,重症病人可酌情增加每日 1 次或 2 次,至临床体征好转为止。效果良好。[河南中医,1991,11(4):35]

【药理研究】

1. 泻下作用。

2. 保肝、利胆作用。

3. 保护胃黏膜作用。

4. 改善肾功能作用。

5. 止血作用。

6. 降血脂作用。

7. 改善血液流变性作用。

【临床医案】

1972年曾李某,胃痛多年,经检查为十二指肠球部溃疡,服中西药数年无效,据述从前有手足多汗症,自患胃痛后,手足不再出汗而反发干,大便经常干涩不爽快。据此推想,这是患者素有里湿。因仿遇仙丹方,去皂荚,用黑丑6g,槟榔、三棱、莪术、大黄各9g,水煎服。连服2剂,大便泻下白冻一大堆,腹中顿觉轻松。后酌加薏苡仁、苍术等祛湿药调理,终至饮食正常,症状消失。

［中医杂志,1987(10):19］

(五十三) 亭历[1]

【原文】

味辛,寒,主癥瘕积聚,结气,饮食寒热,破坚。一名大室,一名大适。

【注释】

[1]亭历:亭历又称葶苈,《本草衍义》曰:"葶苈用子,子之味有甜苦两等,其形则一也。"此处亭历即葶苈子。

【原文串讲】

本品味辛,性寒,主治癥瘕积聚、散结气,治饮食寒热,能破坚。异名大室、大适。

【临床解读】

比较《本经》中葶苈子的效用:

古今皆用的效用有味辛,寒,结气。

古存今失的效用为主癥瘕积聚,饮食寒热,破坚。

1.《本经》葶苈子功用与现代临床功用相同处:

①味辛,寒。本品味辛散,性寒清热。

②结气。本品专泻肺中水气。《本草从新》曰:"葶苈子辛苦

大寒,性急。大能下气,行膀胱水,肺中水气急者,非此不能除。"治痰涎壅盛之喘咳。常配大枣以缓其性,如《金匮要略》葶苈大枣泻肺汤。

2.《本经》大黄特有的与现代临床功用不同处:

①主癥瘕积聚、破坚。本品能破坚消积,治癥瘕积聚。《本草经解》曰葶苈子"其主癥瘕积聚结气者,气结聚而成积,有形可征者谓之癥,假物成形者谓之瘕。葶苈入肺,肺主气,而味辛可以散结也"。如《医方类聚》中的十种丸,葶苈子与雄黄、大戟、商陆、椒目、桑白皮等面糊为丸服,主治水气浮肿,上气喘急,手足头面腹肚皆肿,一切癥瘕积聚,小肠疝气。《寿世保元》之十仙夺命丹,葶苈子配三棱、莪术、木香、沉香、丁香等,主治梅核气,鼓满,积聚,癥瘕气块。《圣济总录》的人参丸,葶苈子与人参、玄参、沙参、丹参、苦参等合用,主治癖块久聚,心腹胀满。《博济方》中的通灵丸,葶苈子与荆三棱、酸石榴、杏仁、甘遂、五灵脂等同用,主治久患癖块,或因气不和,即发疼痛,胸多痞塞。

②饮食寒热。本品能祛寒热,《本草经解》曰:"葶苈子……小肠为受盛之官,饮食入肠,寒热之物,皆从此运转。如调摄失宜,则寒热之物积矣。葶苈气寒可以去热,味辛可以散寒,下泄可以去积也。"如《普济方》中的大黄丸,葶苈子与大黄、苦参、人参、桔梗、杏仁、半夏等同用,主治小儿伤食,腹大膨脬,时泄,困甚如寒热状。《外台秘要》之五通丸,葶苈子配椒目、附子、厚朴、杏仁、半夏等,主治积聚、留饮、宿食,寒热烦结。《医心方》中的三台丸,葶苈子与大黄、附子、杏仁、消石、柴胡、厚朴等同用,主治脏寒热积聚,胪胀腹大空鸣而噫,食不生肌肤。

【临床应用】

1. 慢性肺源性心脏病并发心力衰竭。以北葶苈子末 3~6g,每天分 3 次食后服,并配合一般对症处理和抗生素以控制感染。效果良好。[中医杂志,1961(4):27]

2. 幽门梗阻。处方组成:防己 12g,椒目 5g,葶苈子(炒)10g,大黄 10g,水煎服,口 1 剂,早晚温服。1 周为 1 个疗程。效果良好。[浙江中医杂志,1985,20(4):152]

3. 肝硬化腹水。予以低盐、高蛋白、低脂肪、高维生素饮食,并予以西医基础治疗:视情况予以还原型谷胱甘肽、前列地尔、白蛋白、维持水电解质平衡、口服复方牛胎肝提取物片(安珐特)、螺内酯片(安体舒通)、呋塞米片(速尿);治疗组在西医基础治疗上加用加味葶苈大枣汤,方药组成:葶苈子 9g,大枣 20g,莪术 12g,薏苡仁 30g,黄芪、党参、茯苓各 15g,炙甘草 10g。水煎服,日 1 剂,分 2 次服。1 个月为 1 个疗程。效果良好。[浙江中医杂志,2014,19(6):415]

【药理研究】
1. 强心作用。
2. 抗菌作用。
3. 利尿作用。
4. 抗癌作用。

【临床医案】
王某,女,72 岁,2003 年 8 月 26 日初诊。患者 1 月前因"咳嗽,胸闷,时发低热 2 个月",在外院经胸 CT 检查诊为:右肺癌并纵隔淋巴结转移,右侧少量胸腔积液。纤维支气管镜活检为:中分化腺癌。未行手术及放、化疗。症见干咳,无痰,胸闷,憋气,纳差,乏力,时低热,体温在 37.3~37.8℃之间波动,大便干。平素吸烟,每日 10 余根。诊为右肺癌并纵隔淋巴结、胸膜转移。辨证为肺阴亏虚,虚火灼津,肺失清肃。治以益气养阴,润肺止咳,佐以解毒散结。处方:太子参、麦冬、生地黄、浙贝母、茯苓各 20g,炒白术、生黄芪、炒葶苈子各 15g,生石膏、白花蛇舌草、炙桑白皮各 30g,清半夏、炙麻黄、陈皮各 12g,鸡内金 10g,蜈蚣 2 条,甘草 6g。水煎服,日 1 剂,服 14 剂。

二诊:咳嗽、胸闷较前减轻,热退,大便已通,仍感乏力,失眠,右肋、胁痛,胃脘灼热感,舌红少津,脉沉细。嘱上方加黄连12g,炒酸枣仁、夜交藤各30g以清心除烦,养血安神,继服30剂。

三诊:轻咳,活动后胸闷,气短,乏力,眠差,二便调,舌质红,苔薄白,脉弦细。嘱上方去炙麻黄、生石膏、黄连、生地黄,加全瓜蒌、重楼各20g以清热解毒,化痰散结,以收祛邪安正之效,继服30余剂。此后以上方随症化裁治疗,至今病情稳定。

[山东中医杂志,2005,24(5):247]

(五十四)桔梗

【原文】

味辛,微温。主胸胁痛如刀刺,腹满,肠鸣幽幽[1],惊恐悸气[2]。

【注释】

[1]肠鸣幽幽:见(十九)丹参,注[1]。

[2]悸气:心下悸叫悸气。水逆胀满这一类悸气就是心下悸。自觉心下胃上膻中处悸动不适的症候。

【原文串讲】

本品味辛,微温。主治胸中血瘀,胸胁疼痛如刀刺,治疗腹部胀满,肠鸣幽幽如水走声响,治惊恐及自觉心下胃上膻中处悸动不适的症候。

【临床解读】

比较《本经》中桔梗的效用:

古今皆用的效用有味辛,微温。

古存今失的效用为主胸胁痛如刀刺,腹满,肠鸣幽幽,惊恐悸气。

1.《本经》中桔梗功用与现代临床功用相同处:

味辛,微温。辛"能散能行",即具有发散、行气行血的作用。性平微温,能温中消谷。《本草经疏》:"桔梗,观其所主诸病,应是辛苦甘平,微温无毒。"苦甘之味为后人所增加之。

2.《本经》大黄特有的与现代临床功用不同处:

①主胸胁痛如刀刺。《长沙药解》曰:"桔梗苦泻辛通,疏利排决,长于降逆而开结,消瘀而化凝。"本品辛以散之。微温以达之。能活血化瘀止痛,治胸中血瘀证。胸胁痛如刀刺,日久不愈,常与桃仁、红花同用,如血府逐瘀汤(《医林改错》)。桔梗行气活血止痛,又常与养血益肝,温经散寒的当归、生地、吴茱萸同用,治邪客肝经,气逆胁痛等病证。如桔梗汤(《圣济总录》)。《太平圣惠方》中桔梗汤,桔梗与枳实、白术、栀子仁、甘草同用,主治心腹痛,冷热相搏。

②主腹满,肠鸣幽幽。《本草崇原》曰:"腹中寒则满,肠中寒则鸣。腹者土也,肠者金也。桔梗禀火土金相生之气化,能以火而温腹满之土寒,更能以火而温肠鸣之金寒也。"本品性微温,能暖脾行气消食。陶弘景曰:"桔梗能利五脏肠胃,温中消谷。"所以桔梗常与香附、肉桂、高良姜等药同用,主治脾胃不和,中脘气滞,宿寒留饮,停积不消,心腹胀满,呕吐酸水,或脾疼泄泻,脏腑不调,饮食减少,或一切气疾。如和气散(《太平惠民和剂局方》),方中其他药均为一两,独桔梗三两,三倍于他药,居诸药之首。此方重用桔梗,以温中行气消谷。桔梗还常与人参、白术、扁豆同用,治疗脾胃虚弱,食少便溏,胸脘痞塞,腹满,肠鸣幽幽。如参苓白术散(《太平惠民和剂局方》)。《太平圣惠方》中的桔梗散,桔梗配食茱萸、细辛、厚朴、丹参、草豆蔻,主治腹胀肠鸣切痛。

③主惊恐悸气。本品能安神,《本草崇原》曰:"惊则气上,恐则气下,悸则动中,是桔梗为气分之药,上中下皆可治也。"《药性论》曰桔梗:"主中恶及小儿惊痫。"《本草经疏》认为:"其主惊恐悸气者,心脾气血不足。"桔梗常与补气安神的人参、远志、菖蒲、白茯苓同用,治思虑过多,心气不安,惊悸恍惚,烦倦,神思不清等病证。如人参远志丸方(《圣济总录》)。《校注妇人良方》中的天王

补心丹,桔梗配人参、茯苓、玄参、丹参、酸枣仁、远志等,主治阴虚血少,神志不安证。心悸怔忡,虚烦失眠,神疲健忘。

【临床应用】

1. 急性腰扭伤。用桔梗30g,研为细末,分2次用黄酒冲服,日服1次,重症每日2次。治疗急性腰扭伤。[赤脚医生杂志,1976(5):22]

2. 肠炎。苍术桔梗汤(苍术、白术、桔梗等)治疗小儿病毒性与消化不良性肠炎,疗效满意。[四川中医,1999,17(2):42]

3. 慢性菌痢。用仙桔汤(仙鹤草、桔梗、炒黄芩、炒白芍、槟榔、木香、干姜、附片、仙灵脾、炙甘草等)水煎服,疗效满意。[陕西中医,1988,9(8):367]

4. 神经衰弱。复方淫羊藿煎剂(淫羊藿25g,陈皮10g,桔梗10g,半夏10g,当归10g,黄芪15g,党参15g,白术10g,茯苓10g,熟地20g,枸杞子15g,郁金10g,细辛3g,甘草6g,酸枣仁15g,大枣5枚)水煎服,总有效率达98.0%。[云南医药,1981,2(2):44]

【药理研究】

1. 有降低冠状动脉和后肢血管的阻力,增加血流量作用。

2. 具有抗炎作用。

3. 防治溃疡作用。

4. 镇静、镇痛和解热作用。

【临床医案】

陈某,女,54岁。2008年7月29日初诊。患者既往有盆腔积液史,2年前有子宫切除术史。近1个月来下腹部隐痛、坠胀感,曾至消化科查肠镜未见明显异常,未予特殊处理;妇科检查未见明显异常,盆腔B超提示:子宫切除,双侧卵巢显示不清,妇科给予甲硝唑栓外用治疗,症状无改善。刻诊:下腹隐痛、坠胀,弯腰、翻身时疼痛加重,白带不多,纳寐尚可,二便正常,舌苔淡黄薄,脉弦细。患者既往有盆腔积液及手术史,必致腹内瘀血,血瘀气滞,冲任不畅,不通则痛,故治以活血行气清热,方拟血府逐瘀汤加减,药用:桃仁12g,红花9g,生地12g,赤芍12g,川芎9g,当归9g,川牛膝9g,柴胡9g,枳壳12g,红藤20g,败酱草20g。用法:水煎服,每日1剂,分2次服。1周后患者弯腰、翻身时腹痛减轻,仍有坠胀感,上方加桔梗9g后续服1周,患者腹痛、坠胀感均消除。

曾接诊多例血瘀气滞所致腹痛的患者(以妇人腹痛为多),初诊时应用血府逐瘀汤加减治疗,因虑及病位在下腹,而舍桔梗不用,方药止痛效果较缓。待二诊或三诊时加桔梗,疼痛症状即能完全消除。

［辽宁中医药大学学报,2009,8(11):164］

(五十五)草蒿[1]

【原文】

味苦,寒。主疥瘙[2]、痂痒[3]、恶创[4],杀虫,留热在骨节间[5],明目。一名青蒿,一名方溃。

【注释】

[1]草蒿:即为今之青蒿。

[2]疥瘙:疥是一种传染性皮肤病,是疥虫寄生而引起的。通常称"疥疮"。瘙是指皮肤发痒。疥瘙指疥疮发痒。

[3]痂痒:痂是皮肤损害内部或其表面的浆液、脓液或血液干燥后而形成的块状物。痂痒指伤口部位结痂的时候伴有瘙痒症状。

[4]恶创:"创"古文又为"疮"字,疮指脓液多且严重而顽固的外疡。《诸病源候论》卷三十五有:"诸疮生身体……疮痒痛焮肿而疮多汁,身体壮热,谓之恶疮也。"恶创即指恶疮。

[5]留热在骨节间:即为骨蒸劳热。

【原文串讲】

本品味苦,性寒。主治疥疮发痒、伤口部位结痂的时候伴有瘙痒症状及疮痒痛燃肿而疮多汁,身体壮热之恶疮,可杀虫,治骨蒸劳热,有明目作用。异名青蒿、方溃。

【临床解读】

比较《本经》中青蒿的效用:

古今皆用的效用有味苦,寒。留热在骨节间。

古存今失的效用为主疥瘙、痂痒、恶创,杀虫,明目。

1.《本经》中青蒿功用与现代临床功用相同处:

①味苦,寒。本品苦寒清热。

②留热在骨节间。本品具有清退虚热,凉血除蒸的作用。用治阴虚发热,骨蒸劳热,潮热盗汗,五心烦热,舌红少苔者,常与银柴胡、胡黄连、知母、鳖甲等同用,如清骨散(《证治准绳》)。

2.《本经》青蒿特有的与现代临床功用不同处:

①主疥瘙、痂痒、恶创。本品可消疮止痒,《洞天奥旨》中的青蒿饮,青蒿一两捣碎,以冷水冲之,取汁饮之。将滓敷疮上数日即愈。《外台秘要》中的金疮粉散,青蒿配石灰、地菘苗、细辛、旋覆根、葛叶、麦门冬苗等,捣取汁,和石灰作饼子,晒干,末如粉。以敷伤疮上。功用止血,止痛,生肌,主治金疮。《洞天奥旨》中青紫饮,青蒿配牛膝、紫花地丁、玄参、当归、炙甘草等,主治足背生痈疽,疼痛高突。《圣济总录》的苍耳散,青蒿配苍耳子、露蜂房、丹砂等,主治疔肿涂敷诸药后,如犯触者。据报道,青蒿素用于红斑狼疮:青蒿素每次口服 0.1g,第 1 个月每日 2 次,第 2 个月每日 3 次,第 3 个月每日 4 次,治疗系统性红斑狼疮 7 例,盘状红斑狼疮 4 例,全部病例症状都有不同程度的缓解。

②杀虫。本品可杀虫。《医统》中的鬼哭饮子,青蒿配鳖甲、柴胡、木香、桃仁、阿魏等,功用取传尸虫。服后利下恶物并虫。《外科集腋》的八叶汤,青蒿配扁柏叶、蓖麻叶、金银叶、桃叶、柳叶、槐叶、艾叶等,煎汤熏洗。主治阴匿虫(阴道滴虫)。

③明目。本品能明目,《辨证录》中的健母丹,青蒿配麦冬、天

冬、生甘草、黄芩、茯苓、白芍等，主治肾火乘肺，肺火与肾水相合而致病目，数日即生翳，由下而上，其翳色作淡绿状，瞳子痛不可当。《圣济总录》的猪胆丸，青蒿配猪胆、柴胡、黄连、秦艽、苍术等，主治劳气攻注，背脊拘急，肩膊烦疼，目昏瘦弱。《普济方》的青蒿散，青蒿花（三月三日采，阴干）为散。久服长生明目，主治五脏积热，眼干涩难开。

【临床应用】

1. 疟疾。青蒿素栓剂（中国中医研究院中药研究所提供），每粒含青蒿素 100mg、200mg、300mg、400mg、600mg。3 天为 1 个疗程，总量 2800mg，首次和 4 小时后各 600mg，第 2、3 天上、下午各 400mg 肛门塞入。投药入 2 小时排大便者补给同剂量药物 1 次。结果：能控制临床症状，退热时间为（30.2±18.2）小时，原虫转阴时间为（35.6±13.7）小时。［新中医，1988，20（1）：35］

2. 日本血吸虫病。每日用青蒿素 600mg，分 2 次肌注，自第 5 日起用量依次减半，即时（5 日组）转阴率为 42.4%。［中华医学杂志，1981（7）：427］

3. 鼻出血。用鲜青蒿搓烂塞鼻，或用蒸馏法将鲜青蒿制成滴鼻剂滴鼻，7 剂为 1 个疗程。效果良好。［四川中医，1985（8）：32］

4. 神经性皮炎。用青蒿蒸馏分离得到的青蒿油外搽，14 剂为 1 个疗程。效果良好。［四川中医，1985（3）：51］

【药理研究】

1. 有显著抗疟作用。

2. 抗动物血吸虫、华支睾吸虫的作用。

3. 有促进机体细胞的免疫作用。

4. 能减慢心率、抑制心肌收缩力、降低冠脉流量以及降低血压作用。

5. 对多种细菌、病毒具有杀伤作用。

6. 辐射防护作用。

【临床医案】

患者,62 岁,2008 年 6 月初诊。患带状疱疹 2 月余,住院及中药治疗效果不佳,右半身麻木疼痛,失眠盗汗烦躁,舌红少苔,脉沉细涩。诊断:带状疱疹,病毒侵犯神经。证属肝肾阴虚型。治宜:滋阴清热、解毒通络。处方:青蒿鳖甲汤加减。青蒿 10g,鳖甲 10g(先煎),地骨皮 10g,牡丹皮 10g,赤芍 15g,麦冬 15g,紫草 10g,全蝎 10g,竹叶 10g。水煎分服,每日 1 剂。服药 12 剂后精神好转,失眠盗汗已除,麻木疼痛减半。上方去竹叶加龟甲 10g(先煎),金银花 15g,山慈菇 10g,连翘 10g,通草 2g,白头翁 10g。继服 12 剂,诸症消失。体会:"同中求异,知常达变"为医者之要领。此病为肝肾阴虚,以常法治疗效果不佳。故用青蒿鳖甲汤透阴转热,固护营卫,佐以清热解毒、化瘀通络之品而收功。深感辨证论治不易,洞见症结更难。临床要结合内、妇等各科的基础,掌握此病的特点,突出"知犯何逆,随证治之"。

[中国民间疗法,2012,20(11):67]

(五十六)旋覆花

【原文】味咸,温。主结气胁下满、惊悸[1],除水,去五脏间寒热[2],补中,下气。一名金沸草,一名盛椹。

【注释】

[1]惊悸:指无故自惊而悸动不宁或因惊而悸的症状。此处为前者。

[2]五脏间寒热:五脏留结不同所生之寒热。《本草经解》有言:"去五脏间寒热者,五脏藏阴者也,痰蓄五脏,则脏阴不藏而寒热矣,咸温可以消痰,所以去寒热也。"

【原文串讲】

本品味咸,性温。主治胸中痰结,胁下胀满,惊悸,除去水气,去除五脏间的寒热,补中,下气。又叫金沸草、盛椹。

【临床解读】

比较《本经》中旋覆花的功效：

古今皆用的功效有味咸,性温。主结气、胁下满、下气,除水。

古存今失的功效为治疗惊悸,去五脏间寒热,补中。

1.《本经》中旋覆花功用与现代临床功用相同处:

①味咸,性温。味咸可软坚润下,性温可祛寒,且温中补虚。

②主结气、胁下满、下气。本品可用于痰饮蓄结,胸膈痞闷,心下痞硬等。

③除水。本品可利水,治小便不行,因痰饮留闭者,以旋覆一握,捣汁,和白酒服,如《本草汇言》方。

2.《本经》中旋覆花特有的与现代临床功用不同处:

①惊悸。《本草经解》论旋覆花:"水气乘心则惊悸,咸温下水,所以并主惊悸也。"《御药院方》中有石膏丸,与石膏、白附子、半夏、川芎等配伍,治疗诸风痰涎,头痛目眩,眩晕欲倒,心忪悸动,恍惚不宁,神思昏愦。《太平圣惠方》有吴茱萸丸,旋覆花配伍吴茱萸、半夏等,治疗胸中冷气上抢,心胁支满不得卧,面目痛,风寒悸傈多惊。《续易简方论》中矾石丸,旋覆花与矾石、桂、枳实、人参、干姜、芍药等,主治外寒客搏,内冷相合,亡阳内虚,睡中惊悸者。《太平圣惠方》中的远志散,旋覆花与远志、生干地黄、枳壳、甘草、麦门冬、半夏等,主治心脏实热,惊怖,痰隔不下食。

②去五脏间寒热。痰蓄五脏,则脏阴不藏而寒热矣,本品咸温可以除痰,所以去寒热也。《中医治法与方剂》中的降逆止呃汤,旋覆花配代赭石、陈皮、竹茹、太子参、丁香等,主治寒热错杂,胃气上逆,呃逆。《三因极一病证方论》正阳汤,旋覆花配白薇、玄参、川芎、桑白皮、当归等,主治气郁热,小便淋,目赤,心痛,寒热更作。《圣济总录》中的麦门冬汤,旋覆花与麦门冬、甘草、白茯苓、羌活、胡黄连等,主治胃热肠寒,善食数饥,少腹胀痛。《圣济总录》中的分气散,旋覆花配麻黄、款冬花、甘草、陈橘皮、白术等,主治五脏热劳,

邪癖毒气。

③补中。《本草经解》曰旋覆花:"补中者,中为脾胃,水行痰消,则中宫脾胃受补也。"《圣济总录》中的人参茯苓汤,旋覆花与人参、白茯苓、益智、桔梗、前胡、旋覆花等。主治脾胃气弱,不思饮食,日渐黄瘦。《圣济总录》的前胡汤,旋覆花与前胡、柴胡、桔梗、羌活、人参等,主治虚劳,营卫不调。寒热羸瘦,饮食无味,多困少力。

【临床应用】

1. 乙型肝炎。用旋覆花汤治疗,每日 1 剂,连服 5 日停 1 日,4周为 1 个疗程,疗程间隔 5 日,连服 3 个疗程,对 HBsAg 阳转阴有一定疗效。[黑龙江中医药,1990(3):38]

2. 咯血。旋覆花 9g,代赭石 30g,降香 4.5g,半夏 9g,丹参 30g,生蒲黄 15g,茜草根 30g,水煎服,日 1 剂,早晚温服。1 周为 1 个疗程。效果良好。[辽宁中医杂志,1982(11):44]

3. 胃扩张。按中医辨证,均属胃肠气机失调,胃气上逆所致,作者运用和胃理气降逆法,以旋覆代赭汤施治,而获效。[上海中医药杂志,1966(2):63]

4. 猝然心中绞痛,心悸气短,烦躁易怒,失眠健忘。方用化瘀消痰饮。药用:丹参 15g,桃仁 10g,红花 10g,郁金 10g,三七末 1.5g(冲),苍术 15g,白芥子 15g,旋覆花 10g,胆星 10g,生姜汁 5 滴(兑入),枳壳 10g,黄芪 12g,水煎服,日 1 剂,早晚温服。2 个月为 1 个疗程。效果良好。[中国社区医师,2011(2):19]

【药理研究】

1. 抗肿瘤作用。

2. 抗炎作用。

3. 抗氧化作用。

4. 另外有抗肝损伤、抗真菌、降血糖作用。

【临床医案】

李某某,女,67 岁,退休工人,1991 年 7 月 24 日来诊。病人胸闷痛 2 年余,加重 3 个月。患者于 2 年前因劳累而致胸闷憋痛,未予重视,3 个月前因搬家劳作过度再次加重,曾在某医院就诊,经检查诊为"冠心病、心绞痛",治疗未见疗效,收入病房治疗。现病人胸部窒闷疼痛,每天发作 5 次以上,每次发作持续 3~6 分钟,多因劳累活动发作。胃脘痞满憋闷,纳呆食少,恶心欲呕,口中黏苦,心中烦躁,头部昏沉,肢体沉重酸楚,形体丰腴,舌红苔黄厚腻,脉沉滑弦数。心电图示:窦性心律,心电轴左偏,下壁心肌缺血。中医诊断为胸痹,证属痰浊壅塞,蕴而化热;西医诊断为冠心病、心绞痛。治以健脾涤痰法,兼以清热。药用:半夏 10g,陈皮 10g,云茯苓 15g,菖蒲 10g,郁金 10g,瓜蒌 12g,枳实 10g,黄连 9g,竹茹 12g,旋覆花(包)12g,炒栀子 6g,甘草 6g,7 剂。二诊胸部窒闷疼痛减轻,痞满恶心消失,纳谷增加,舌稍红,苔黄稍厚,脉弦滑。痰热见减,仍遵原法,上方去炒栀子,7 剂。三诊患者胸痛未作,心安神宁,头昏沉消失,舌稍红,苔薄黄,脉弦滑。病情大减,再循前法进退,原方再进 7 剂。四诊胸痛未作,余症消失,舌正苔白,脉弦。仍以原法巩固,7 剂。病人服药 28 剂,诸症尽除。心电图示:窦性心律,心电轴左偏,大致正常心电图。遂以冠心苏合丸调理善后。

[山东中医杂志,1996(6):255]

(五十七)藜芦

【原文】

味辛寒。主蛊毒[1],咳逆,泄痢肠澼[2],头疡疥瘙恶疮,杀诸虫毒,去死肌。一名葱苒。

【注释】

[1]蛊毒:见(十六)龙胆,注[2]。

[2]肠澼:见(三十一)黄芩,注[1]。

【原文串讲】

本品味辛性寒。主治人体腹内的寄生虫,感染后能使人发生蛊胀病,咳气上逆,腹泻痢疾肠澼下血,治头疡疥瘤恶疮等,能杀诸虫毒,去死肌。异名葱苒。

【临床解读】

比较《本经》中藜芦的效用:

古今皆用的效用有味辛寒。主蛊毒,头疡,疥瘙,恶疮,杀诸虫毒,去死肌。

古存今失的效用为咳逆,泄痢,肠澼。

1.《本经》中藜芦功用与现代临床功用相同处:

①味辛寒。本品味辛能散,性寒解热毒。

②主蛊毒,杀诸虫毒。本品与鲜生地、紫草配伍同用,可治疗血吸虫、丝虫、钩虫病,用于灭蛆、杀蝇、杀孑孓:取藜芦叶粉投入厕所内。

③头疡,疥瘙,恶疮,去死肌。本品外用能杀虫止痒。治疥癣,以藜芦为末,猪脂膏和之,外涂。治头虱,可用藜芦研末掺之。亦可治斑秃,恶疮。

2.《本经》藜芦特有的与现代临床功用不同处:

①咳逆。本品可治咳逆,《千金翼方》中的太一神明丸,藜芦配雄黄、真珠、丹砂、附子、杏仁等。主治久病咳逆吐血,蛊注,胸中结气,咽中如有物,宿食久寒。《圣济总录》的人参丸,藜芦配人参、紫参、半夏、代赭、桔梗、白薇等,主治蛊注,四肢浮肿,肌肤消瘦,咳逆。

②泄痢,肠澼。本品可止泻,《普济方》中的生姜丸,藜芦配生姜、半夏、附子等,主治脓血下痢不禁。《太平圣惠方》的青黛散,藜芦与青黛、麝香、朱砂、黄柏、苦参、桂心、杏仁等合用。主治小儿疳痢久不愈,日渐羸瘦。《外台秘要》中的苦酒白丸,藜芦配女菱、半夏、附子,和苦酒为丸,治疗赤白滞下,肠已滑,日数十行者。

【临床应用】

1. 躁狂症、精神分裂症。取藜芦的球茎及根,磨为粉,成人每次 2.5~4.5g,冲糯米酒 100~150g,文火炖开即可(炖久失效)。上午空腹给药,当日午餐禁食。每 1~3 天服 1 剂。连服 3~5 剂。药后吐出大量痰液和胃内容物,而病得愈。[新医学,1986,17(6):295]

2. 疟疾。取藜芦 3 根(1 寸长),插入鸡蛋(1 个)内煮熟,吃蛋,于疟发前 1~2 小时服(孕妇及溃疡患者忌服),效果良好。[全展选编(传染病第二分册),1970:43]

【药理研究】

1. 降压作用。

2. 对结核菌有较强的抑制作用。

3. 有催吐、祛痰作用。

4. 灭虫作用。

【临床医案】

谢某,女,56 岁,河南人,2017 年 8 月 5 日初诊。患者于 4 年前经检查诊断为间质性肺疾病,近 2 年来症状加重。刻诊:咳嗽,气喘,形体消瘦,咯痰色白夹泡沫,怕冷,手足不温,胸痛,倦怠乏力,情绪低落,胸胁满闷,口干口苦,舌质淡红,苔黄白夹杂,脉沉弱。西医诊断:间质性肺疾病。中医诊断:喘证。辨为肺寒夹痰,气郁夹虚证。治当温肺化痰,调气益气。给予小青龙汤、小柴胡汤、附子半夏汤与藜芦甘草汤合方,药用:麻黄 10g,桂枝 10g,细辛 10,白芍 10g,生半夏 12g,柴胡 24g,红参 1 支,黄芩 10g,制附子 10g,五味子 12g,干姜 10g,藜芦 1.5g,生姜 10g,大枣 12 枚,炙甘草 10g。6 剂,以水 1000~1200ml,浸泡 30 分钟,大火烧开,小火煎煮 50 分钟,去滓取药液,每日分早中晚 3 次服。

2017 年 8 月 12 日二诊:咳嗽、气喘略有减轻,仍胸痛,以前方加五灵脂 10g,6 剂。

2017 年 8 月 19 日三诊:咳嗽、气喘进一步减轻,仍倦怠乏力,以前方变红参为 12g,6 剂。

2017 年 8 月 26 日四诊:咳嗽、气喘进一步减轻,胸痛消除,以前方去五灵脂,6 剂。

五诊:倦怠乏力较前明显好转,仍手足不温,以前方变制附子为 12g,6 剂。

2017 年 9 月 2 日六诊:情绪低落基本消除,仍口苦,以前方变黄芩为 20g,6 剂。

七诊:诸症较前又有明显好转,又以前方治疗 180 余剂,经 CT 复查,提示间质性肺疾病基本消除。随访 1 年,诸症未复发。

[中医药通报,2020,19(6):8]

(五十八) 射干

【原文】

味苦,平。主咳逆上气,喉痹咽痛,不得消息,散结气,腹中邪逆,食饮大热[1]。一名乌扇,一名乌蒲。

【注释】

[1]腹中邪逆,食饮大热:为内科病的逆证。腹胀满,身发热,脉大,是逆证之一。

【原文串讲】

本品味苦,平。主治咳逆上气,喉痹咽痛,不得消息调理,散结气,治内科病的逆证腹中邪逆,食饮大热。异名乌扇、乌蒲。

【临床解读】

比较《本经》中射干的效用:

古今皆用的效用有味苦,平。主治咳逆上气,喉痹咽痛,不得消息,散结气。

古存今失的效用为腹中邪逆,食饮大热。

1.《本经》射干功用与现代临床功用相同处:

①味苦,平。本品苦能泄降,性平微寒,可清热降气。

②主治咳逆上气。本品消痰散结,亦能止咳平喘。用于痰热

壅盛之咳喘证。

③喉痹咽痛，不得消息，散结气。本品为散血消肿，解毒利咽之品，常用治咽喉肿痛，喉痹。

2.《本经》射干特有的与现代临床功用不同处：

腹中邪逆，食饮大热。本品可治内证之五逆之一，腹胀满，身发热。《内经知要》曰："饮食劳倦损伤脾胃，始受热中，末受寒中，则始宜清热。"如《金匮要略》之射干麻黄汤。射干配栀子仁、赤茯苓、升麻、赤芍、白术等。主治荣卫不流，热聚胃口，血肉腐坏，胃脘成痈。又如《证治要诀类方》中的八味平胃散，射干配厚朴、升麻、茯苓、芍药、枳壳、大黄等，主治胃实热。呕哕烦闷，大小便秘涩，及热病后余热不除，蓄于胃中，四肢发热，口渴，胸满。另有《圣济总录》之射干汤。射干配大青、石膏二药煎服，主治脾实，咽干口燥，腹胁满胀，大便涩难。《太平圣惠方》之木香散，射干与木香、附子、人参、丁香等合用，主治五膈气，及胃口不和，多吐酸水，不思饮食。

【临床应用】

1. 乳糜尿。处方组成：射干 15g，川芎 9g，赤芍 15g，水煎后加白糖适量，1 日分 2 次服，或制成水丸，每次 4g，每日 3 次。10 天为 1 个疗程。效果良好。［中医杂志，1981（5）：44］

2. 慢性鼻窦炎。处方组成：射干 30g，山豆根 9g，柴胡 9g，辛夷、栀子、薄荷各 9g，细辛 3g，甘草 5g。水煎服，日 1 剂，早晚温服。2 周为 1 个疗程。效果良好。［安徽中医学院学报，1986（2）：36］

3. 稻田性皮炎。射干 480g，加水 8000ml，煎煮 1 小时，滤过，加食盐 150g，以 36℃擦洗患处，效果良好。［广东医学（祖国医学版），1964（5）：18］

【药理研究】

1. 解热作用。

2. 利尿作用。

3. 抗炎作用。

4. 抗病原微生物作用。

【临床医案】

患者王某某,男性,64岁,退休工人。因间歇性寒战、高热半年,加重月余,于1981年8月24日入院。患者于同年二月间突然恶寒、发热两次,伴食欲不振,两目微黄,尿黄、余无所苦。三至六月份,每月寒战,高热(39~39.5℃)3~5次,发作时间不定。曾用青霉素、链霉素、庆大霉素及解热止痛等药,并输液以及中药治疗未见好转。七月份以来,每周发作5~6次,每次持续6~9小时,不经服药也可自行汗出热退至正常体温。发热时头昏、头胀痛,热退后仅感口苦咽干,但不欲饮,身倦乏力。因门诊治疗无效,而入院检查治疗。患者于入院第2天寒战、高热又起,4小时后不药自退。头昏,目眩,口苦咽干,不思饮食,倦怠乏力,两目黄染,皮肤瘙痒,尿黄如浓茶,舌质稍红,苔微黄而腻,脉细弦。臆为湿热蕴结,熏蒸肝胆之阳黄证,治拟清化湿热,疏肝利胆,方选甘露消毒饮化裁。每日1剂。用上方加减出入治疗32天未见好转,仍间歇性发作寒战、高热3次,患者先寒战,后高热约7小时,汗出热退,微恶风寒,头昏、头痛、口苦咽干,目眩,皮肤瘙痒如针刺,目黄尿黄,右胁痞积,舌质稍红,苔薄黄微腻,脉细弦数,轻按满指,重按则弱。此太阳外邪未解,复入于少阳半表半里,即太少合病,又因瘀热在里,湿热蕴蒸发为黄疸。改拟解肌发表,和解少阳,佐以清热利湿,活血化瘀之法。方用柴胡桂枝汤加味:北柴胡10g,淡黄芩8g,川桂枝6g,赤芍10g,生西党12g,炙甘草4g,瞿麦穗10g,炒萹蓄12g,海金沙10g,白鲜皮10g,嫩射干10g,炮甲片8g。每日1剂,连服1个月,寒热未作,纳食增进,黄疸渐退,皮肤瘙痒消失,体重增加2.25kg。

[江西中医药,1983(5):33]

(五十九)白薇

【原文】

味苦,平。主暴肿疽创,散结气[1],止痛除热,目中赤,小儿惊痫,温疟[2],女子阴中肿痛。一名菟核,一名白草。

【注释】

[1]散结气:结气即气结,气滞。指多种原因引起体内气机郁结,临床上表现在局部出现胀满或疼痛等症状。此处指消痈散结。

[2]温疟:见(二十四)当归,注[1]。

【原文串讲】

本品味苦,性平。主治痈肿疽创,能散结气,止痛除热,治目中赤,小儿惊痫,治温疟先热后寒(或无寒但热)之证,疗女子阴中肿痛。异名菟核、白草。

【临床解读】

比较《本经》中白蔹的效用:

古今皆用的效用有味苦,平。主痈肿疽创,散结气,除热。

古存今失的效用为目中赤,小儿惊痫,温疟,止痛,女子阴中肿痛。

1.《本经》白蔹功用与现代临床功用相同处:

①味苦,平。本品味苦清热,性平偏寒降火。

②主痈肿疽创,散结气,除热。本品苦寒清泄,有清热解毒、消痈散结、敛疮消肿之效。内服、外用皆可。用治热毒壅聚,痈疮初起,红肿硬痛者。

2.《本经》白蔹特有的与现代临床功用不同处:

①目中赤。本品味苦清肝,如《圣济总录》大黄膏,白蔹与大黄、玄参、芒硝、黄芩等同用,可治眼赤肿痛,以鸡子清和如膏。贴眼上下睑,干易之,不计度数。又如《圣济总录》之连翘汤,白蔹与连翘、漏芦、黄连、升麻、麻黄等合用,主治伤寒后毒气上攻,眼目赤痛,及生障翳。《普济方》的万应膏,白蔹与当归、黄芪、防风、香白芷、五倍子等同用,主治痈疽、风毒眼。

②小儿惊痫。本品能定惊安神,《外台秘要》之大定心丸,白蔹配人参、桂心、白术、防己、茯苓等,主治恍惚惊悸,心神不宁,

或风邪因虚加脏,语言喜忘,胸胁满,不得饮食。又如《太平圣惠方》中的牛黄散,白蔹与牛黄、钩藤、石膏、甘草等合用,主治小儿二十四种诸惊痛、眼口牵掣,嚼舌反拗。

③温疟。白蔹有清热截疟之功,《本草崇原》指出白蔹:"治温疟者,主清下焦之热,其性从下而上也。"常治疗时邪温疟、血痢、肠风等证,单味煎服,3~9g。现代少用。

④止痛,女子阴中肿痛。本品能消肿止痛,如《青囊秘传》的万应灵膏,白蔹配当归、赤芍、川军、白及、羌活等,主治妇人赤白带下,肚痛。《备急千金要方》的白垩丸,白蔹配白垩、龙骨、芍药、黄连、当归等,主治九痛:一曰阴中痛伤,二曰阴中淋沥痛,三曰小便即痛,四曰寒冷痛,五曰经来即腹中痛,六曰气满痛,七曰汁出阴中如有虫啮痛,八曰胁下分痛,九曰腰胯痛。《女科指掌》的赤石脂丸,白蔹与半夏、赤石脂、蜀椒、干姜、吴茱萸同用,主治女人腹中十二疾,腹苦痛如刺,阴中冷,子门相引痛。

【临床应用】

1. 骨折并发张力性水疱。取白蔹、生大黄等分,研成细粉,治疗骨折并发张力性水疱。共治疗 156 例,敷药 1 次治愈 98 例,敷药 2 次治愈 50 例,3 次治愈 8 例。[河南中医,1998,18(1):60]

2. 风痹筋急、肿痛。处方组成:白蔹 0.6g,熟附子 0.3g,为末,每酒服半刀圭,每日 2 服,以身中热行为候,10 日为 1 个疗程。效果良好。[辽宁中医杂志,2001,28(11):649]

3. 女性尖锐湿疣。用 CO_2 激光治疗机切割或汽化。术后予伐昔洛韦及头孢唑肟钠抗感染治疗,共 10 日;每日中药清洗疮面,中药方为马齿苋 60g、灵磁石 20g、白蔹 20g、木贼草 30g、生牡蛎 30g、白花蛇舌草 80g、红花 10g,加水 2500ml,去渣存液,外擦洗,阴道内病变患者用阴道冲洗器将药汁挤入阴道内平卧 15~20 分钟,一日两次;隔日再予 α-2b 干扰素 300 万 U 做注射 1 次,20 日 1 个疗程,共治疗 2 个疗程。[中国热带医学,2010(7):108-110]

【药理研究】

1. 抗菌作用。
2. 抗肿瘤作用。
3. 免疫调节作用。
4. 镇痛作用。

（六十）白头翁

【原文】

味苦,温。主温疟[1]、狂易、寒热、癥瘕积聚、瘿气[2],逐血止痛,疗金疮。一名野丈人,一名胡王使者。

【注释】

[1]温疟:见(二十四)当归,注[1]。

[2]瘿气:瘿气又名瘿病,中医病证名。是以颈前喉结两旁结块肿大为基本临床特征。

【原文串讲】

本品味苦,性温。主治温疟、狂易、寒热、癥瘕积聚、治颈前喉结两旁结块肿大,逐血止痛,治疗金疮。异名野丈人、胡王使者。

【临床解读】

比较《本经》中白头翁的效用:

古今皆用的效用有味苦,瘿气,止痛,疗金疮。

古存今失的效用为温。主温疟,狂易,寒热、逐血、癥瘕积聚。

1.《本经》白头翁功用与现代临床功用相同处:

①味苦,本品味苦降泄。

②瘿气,止痛,疗金疮。本品苦寒,主入阳明,有解毒凉血消肿止痛之功,可与蒲公英、连翘等清热解毒、消痈散结药同用,以治疗痄腮、瘰疬、热痢腹痛,疮痈肿痛等证。

2.《本经》白头翁特有的与现代临床功用不同处:

①温。对此《本草正义》曰,白头翁味微苦而淡,气清质轻,

《本经》虽谓苦温，然以主治温疟狂易，而仲景且以专治热利下重，则必非温药可知。石顽《本经逢原》改作微寒，盖从阅历中体验得来，其说较为可信。

②主温疟，狂易，寒热。白头翁为苦寒清泄之品，可清泄热毒郁火，从而血安疟止。《本草汇言》主治温疟发作，昏迷如死。白头翁配柴胡、半夏、黄芩、槟榔、甘草水煎服。《圣济总录》中的常山饮，白头翁与常山、鳖甲、知母、青蒿等合用，主治一切疟疾，经年不愈。《圣济总录》之酒煎饮，白头翁配甘草、桃李枝头心各七枚、葱白、薤白、柴胡等，主治足太阳疟，腰痛头重，寒热互作。

③逐血，癥瘕积聚。本品能逐血消肿散结。《本草崇原》指出白头翁："治癥瘕积聚，瘿气，逐血者，禀金气则能破积聚而行瘀也。"《千金翼方》中的大草乌头丸，白头翁与乌头、人参、生姜、半夏、蜀椒、黄芩等，主治寒冷虚损，五十年心腹积聚，百病邪气往来，厥逆抢心，痹顽羸瘦骨立，不能食。《备急千金要方》之连翘丸，白头翁与连翘、桑白皮、牡丹、防风、海藻等同用，主治心胁腹背里有坚核不痛。

【临床应用】

1. 甲状腺肿瘤。处方组成：白头翁 60g，黄芪 30g，海藻 15g，水蛭、地鳖虫、大枣各 10g，水煎服，1 日 1 剂，有效。[四川中医，1988（2）：34]

2. 神经性皮炎。将鲜白头翁叶轻搓渗汁，平贴于皮损处，并稍加压。5 分钟后感灼痛，20 分钟后痛感消失后去之。效果良好。[新医学，1975（12）：57]

3. 消化性溃疡。处方组成：白头翁 210g，生黄芪 105g，蜂蜜 280g，制成糖浆 500ml，1 次 20ml，1 日 3 次，饭前热开水冲服，2 周为 1 个疗程。效果良好。[江苏中医杂志，1982，3（3）：18]

【药理研究】

1. 镇静作用。

2. 镇痛作用。

3. 抗惊厥作用。

4. 抗阿米巴原虫作用。

【临床医案】

高某,女,30岁,1981年10月24日初诊,患者素体健康,两月来少腹坠胀疼痛,阵发性加剧,大便夹带脓液,里急后重,当地卫生院诊为"痢疾",经用痢特灵、庆大霉素等治疗十多天,少腹胀痛不减,血便日益严重,特转我院求治。刻诊:大便下血,每日3~7次,血多粪少,夹带脓液,甚则纯血无便,血色鲜红、气味异常,伴少腹胀痛,里急后重,口干喜饮,饮食尚可。检查:形体消瘦,精神尚佳,面色晦暗,体温正常,小腹正中有一鹅卵大小的包块,表面不平,触之硬痛。肠镜检查怀疑直肠癌(浸润型)。病灶组织经病检确诊为直肠癌。舌红、苔黄,脉弦滑数。证为湿热毒邪结聚,下焦气机阻滞,灼伤肠道血络。治当清热燥湿,凉血解毒,行气导滞。方用白头翁汤化裁。处方:白头翁15g,黄柏、地榆、苦参各10g,黄连、广木香各9g,沉香(研末冲服)3g,大黄5g,槟榔、焦山楂各13g,枳壳7g,白芍、白花蛇舌草各30g。水煎频服,10剂。11月10日二诊:服上方后,胀消痛失,下血明显减少,患者喜不自禁,惟后重不除。查:舌红、苔黄略腻,脉弦滑数。病情有减,病机未变,治仍宗上方加槟榔9g,仙鹤草30g。继进10剂。2个月后其家人喜来察告。上药尽剂,血止痛失,精神大振,已恢复正常劳动。鉴于恶性病灶仍在,劝其趁正气不虚,及早手术。

［新中医,1993(2):33］

(六十一) 夏枯草

【原文】

味苦,辛,主寒热、瘰疬鼠瘘[1]头疮,破癥,散瘿结气,脚肿湿痹。轻身。一名夕句,一名乃东。

【注释】

[1]鼠瘘:鼠瘘,病名。淋巴结结核症。生于颈、腋部之窦道破溃难敛者。《灵枢·寒热》:"鼠瘘之本,皆在于脏,其末上出于颈腋之间。"症见颈、腋部生核,日久破溃流脓血,或伴有恶寒发热。

【原文串讲】

本品味苦,辛。主治寒热瘰疬、鼠瘘头疮,能破癥散瘿结气,治脚肿,湿痹。可轻身。异名夕句、乃东。

【临床解读】

比较《本经》中夏枯草的效用:

古今皆用的效用有味苦,辛,主寒热、瘰疬、鼠瘘头疮,破癥,散瘿结气,轻身。

古存今失的效用为主脚肿,湿痹。

1.《本经》夏枯草与现代临床功用相同处:

①味苦,辛。本品味辛能散结,苦能泄热。

②主寒热瘰疬鼠瘘,破癥散瘿结气。夏枯草辛开苦泄,可"破癥,散瘿结气",宜于气郁痰结之瘰疬瘿瘤。如夏枯草汤(《外科正宗》)。

③头疮。本品能清热消肿,可治头疮痈肿。

④轻身。现代临床上常用治高脂血症,可与石决明、柴胡、大黄等同用。

2.《本经》夏枯草特有的与现代临床功用不同处:

脚肿,湿痹。本品能燥湿行络,《滇南本草》记载夏枯草"祛肝风,行经络"。《本草经解》指出夏枯草:"湿邪伤下,脚肿湿痹,无非湿也。苦能燥湿,所以主之。"如《寿世保元》中的消风饮,夏枯草与陈皮、白术、当归、防己、独活等同用,主治手足不能屈伸,周身疼痛。又如《慈禧光绪医方选议》之调肝舒筋软坚丸,夏枯草配大生地、赤芍、香附、青皮、郁金、元胡等,主治肾水不足,肝气郁结,脾胃同损,腰痛滑泄。《脚气治法总要》中的杨皮汤,夏枯草与白杨皮、莽草、羌活、独活、杜仲、防风等合用,主治脚气挛疼缓弱。《惠直堂经验方》的赵府神应比天膏,夏枯草与当归、红花、生地、川芎、苏木、羌活等合用,主治五劳七伤,遍身筋骨疼痛,腰脚软弱,腰痛,走气,寒湿脚气。

【临床应用】

1. 无力症。单味夏枯草 30~60g,煎水日服 1 剂,分 3 次服或代茶饮。2 周为 1 个疗程。效果良好。[中国中医药信息杂志,1998(5):37]

2. 石棉沉着病。处方组成:夏枯草 15g,桑寄生 15g,丹参 9g,郁金 9g,莪术 12g,地骷髅 12g,赤芍 9g,鹅卵石 12g,海蛤壳 18g,陈皮 6g。以上为一日量,制成糖浆,每日 3 次,每次 30ml,饭后服,3 个月为 1 个疗程,效果良好。[中西医结合杂志,1983(4):216]

3. 细菌性痢疾:夏枯草 60g,水浸 10 小时,文火煎 2 小时左右,每日分 4 次服,7 日为 1 个疗程。效果良好。[浙江中医杂志,1966(6):265]

4. 前列腺炎:处方组成:龙胆草、蒲公英、土茯苓各 15~30g,黑山栀、败酱草各 15g,柴胡、川黄柏、夏枯草、萆薢各 9g,茜草、牡丹皮、肿节风各 9~15g。水煎服,每日 1 剂(重 2 剂),每日 3~6 次服。6 周为 1 个疗程。效果良好。[陕西中医,1991,12(2):68]

【药理研究】

1. 抗菌作用。

2. 降血糖作用。

3. 抗炎作用。

4. 降压作用。

5. 免疫抑制作用。

【临床医案】

王某,男,6 岁,1994 年 8 月,患急性风湿热已 2 月余。用青霉素、阿司匹林等治疗,用药期间诸症均好转,但停药数天,病情复发同前。如此反复数次,后服中药治疗近 1 个月,病情时轻时重。余接诊时周身大关节游走性疼痛较剧,双膝、左腕及右踝关节灼热红肿,痛不可触,活动明显受限,双肘及膝关节伸侧可见 1~3 枚坚硬的皮下结节。体温 38.6℃,汗出较多,心前区可闻及 Ⅲ 级收缩期吹风样杂音。血沉 90mm/h,舌质红、苔薄黄,脉弦数。细审其证,属热痹无疑,前医用白虎汤加味,药证合拍,何而不效,久思不得其解,暂给重剂白虎汤 2 剂,服后又不效。后想起“火郁发之”的经训,悟得此为关节局部邪热蕴滞,郁而不散所致。遂在上方中加夏枯草 15g,取其清散郁结之火、行经络、消结核的功能。服 3 剂后关节灼热肿痛大减,体温恢复正常。原方再进 6 剂诸症基本消除,嘱原方减量连续服药 1 个月。治疗期间化验血沉两次,均正常,随访 2 年未见复发。受此启发,余治疗热痹时,在辨证基础上均加入夏枯草 10~30g,收效较佳。

[中医杂志,1999,40(8):454]

(六十二)蜀椒[1]

【原文】

味辛,温。主邪气、咳逆,温中,逐骨节皮肤死肌[2],寒湿痹痛,下气。久服之,头不白、轻身增年。

【注释】

[1]蜀椒:蜀椒即花椒。

[2]死肌:见(十七)细辛,注[1]。此处指麻木不仁。

【原文串讲】

本品味辛,性温。主祛邪气,治咳逆,能温中,逐骨节风邪治皮肤麻木不仁及寒湿痹痛,可下气治气上逆的病证。久服之使头不白、能轻身增年。

【临床解读】

比较《本经》中花椒的效用:

古今皆用的效用有味辛,温。主邪气,温中,皮肤死肌,下气。久服之轻身增年。

古存今失的效用为咳逆,逐骨节,寒湿痹痛,头不白。

1.《本经》花椒功用与现代临床功用相同处:

①味辛,温。本品辛散温燥。

②主邪气,温中,下气。本品辛散温燥,入脾胃经,长于温中燥湿、止呕。常与生姜、白豆蔻等同用,治疗外寒内侵,胃寒腹痛、呕吐等症。

③皮肤死肌。花椒可以治疗各类皮肤疾病。清代《仙拈集》记载花椒、枯矾各五钱,盐三钱、羊蹄根六钱捣烂,治疗皮癣。《赵炳南临床经验集》以花椒及芝麻油制备花椒油,可以解毒,润肤,清洁消毒疮面,并治疗急性湿疹。

④久服之轻身增年。《本经》认为不少药,能轻身不老延年。但汉代指的"轻身延年"还含有道教中追求的所谓"登仙"的迷信思想。实际上不少上品药并没有轻身、延年临床应用,花椒亦如此。

2.《本经》花椒特有的与现代临床功用不同处:

①咳逆。本品"主邪气咳逆",但后世临证,热证不用。《张氏医通》冷哮丸,用之配麻黄、北杏仁等,治寒痰内结、哮喘时作。

②逐骨节,寒湿痹痛。本品有祛风止痛作用,治疗踝关节扭伤:用花椒12g,冰片0.6g,共研细末,再将葱白60g捣烂如泥,和匀后局部涂敷。《备急千金要方》中的人参散,花椒与人参、甘草、细辛、麦门冬、桂心、当归等合用,主治胃虚寒,身枯绝,诸骨节皆痛。《杨氏家藏方》之神力丸,花椒配牛膝、肉苁蓉、何首乌、木鳖子等,主治风寒湿痹,客搏经络,四肢拘挛,筋骨疼痛。《普济方》的大椒丸,大川椒配荜茇、辣桂、川白姜、华阴细辛等,主治脚筋冷缩,顽痹。

③头不白。本品可乌须发。如《医方类聚》之草灵丹,川椒与

白茯苓、川乌、苍术、粉草等合用,功用滋补下元,头白再黑。又如《万病回春》之乌须还少丹,服百日后须发如漆,面若童颜。《深师方》的泽兰膏,蜀椒与细辛、续断、皂荚、石南草、泽兰、厚朴等合用,能生发,令发黑不白。

【临床应用】

1. 睑缘炎。用 1 :(0.5~1)的花椒蒸馏液(调节酸碱度)外涂患处。效果良好。[湖北卫生,1977(4):56]

2. 高脂血症。用花椒油素口服,每次 64mg,每日 2 次,连服 2 周,治 21 例,有显著降低血清胆固醇及甘油三酯的效果。[心血管病防治资料汇编,1977:75]

3. 百日咳、咳喘。处方组成:川椒 6g,沙参、百部、白前、甘草各 10 g,冰糖、蜂蜜适量。水煎服,常服 2~4 剂后咳止病愈。效果良好。[江西中医学院学报,2000,12(3):48]

4. 头风发落不生。用川椒 30g,烧酒 100ml,浸 5~6 天,取酒搽患处,以局部头皮发红为度,治油风等症。效果良好。[中国野生植物资源,2010,29(1):34]

【药理研究】

1. 抑菌作用。

2. 抗氧化作用。

3. 保肝作用。

4. 降血脂作用。

5. 增强免疫力作用。

【临床医案】

张某,男,46 岁,建筑社木工。半年来腰部酸痛沉重,活动受限,疼痛有时放射到左下肢。近一个月来疼痛加重,腰不能直立,不能工作。X 摄片示腰椎 3、4、5 骨质增生。舌质淡白,苔薄白,脉沉紧。诊断:寒痹(肥大性脊椎炎)。用二活椒膝汤加味:羌、独活各12g,川椒、牛膝各 30g,桂枝 9g,薏苡仁 15g,皂角刺 9g,穿山甲 12g,

骨碎补 15g。水煎 300ml，两次温服。第 1 疗程后疼痛明显减轻，腰可直立。第 2 疗程 6 剂后病人已能做轻工作。随访 8 个月一直在工作。

[四川中医, 1983（3）:32]

（六十三）皂荚

【原文】

味辛、咸，温。主风痹死肌、邪气，风头泪出，利九窍，杀精物[1]。

【注释】

[1]精物:即鬼精物,见（十八）赤箭,注[2]。

【原文串讲】

本品味辛、咸，性温。主治风寒湿侵袭而引起的肢节疼痛或麻木的病症及坏死的肌肉，治邪气风头，泪出，利九窍，治突发病、疑重病、带有精神症状病。

【临床解读】

比较《本经》中皂荚的效用:

古今皆用的效用有味辛、咸，温。邪气，利九窍，杀精物。

古存今失的效用为主风痹死肌，风头泪出。

1.《本经》皂荚功用与现代临床功用相同处:

①味辛、咸，温。本品辛能行散，咸能软化胶结之痰，温能通利。

②邪气，利九窍，杀精物。本品能开噤通窍。治中风、痰厥、癫痫、喉痹等。

2.《本经》皂荚特有的与现代临床功用不同处:

①主风痹死肌。本品能通痹，如《太平圣惠方》中的皂荚丸，皂荚配独活、防风、天麻、薄荷等，主治肝肺风毒，项生结核，痒痛，遍身顽痹。《圣济总录》之牡丹膏，皂荚与牡丹皮、芫花、藜芦、附子合用，主治脚气风痹，手足疼弱，鼠瘘恶疮，风毒所中，腹中绞痛。

《圣济总录》的龙虎膏,皂荚与龙骨、虎骨(现已禁用,用代用品)、当归、桂同用,主治风湿着痹,肌肉痛厚,不知痛痒。

②风头泪出。本品可祛风明目,《本草崇原》指出:"风邪上薄于头,则为风头泪出之证。皂荚禀金气而制风,故能治也。"如《圣济总录》的皂荚散,猪牙皂配乌头、沙草根,三药为散。每服一钱匕,腊茶调下。主治风头痛。又如《圣济总录》中的菊花散,皂荚与菊花、苍术、荆芥穗、草决明等合用,主治风邪牵睛,目偏视,视物不正,目风泪出。《刘涓子鬼遗方》之丹砂膏,皂荚与丹砂、川芎、大黄、蜀椒、白芷等合用,主治眼中风膜,膜或痛,常下泪,胸背喉颈痛。《张氏医通》的菊花散,皂荚与苍术、木贼、草决明、荆芥等同用,主治见风流泪,见东南风则甚,渐生翳膜。

【临床应用】

1. 小儿厌食症。皂荚切断,放入铁锅内,先武火,后文火煅,存性。以无生心为度,研细为末,装瓶备用。1日2次,每次1g,用糖拌匀吞服,效果良好。[湖北中医杂志,1987(1):25]

2. 面神经炎。大皂角6g,去皮、籽后碾末过500目筛,入铜锅或铜勺(忌铁器)微火炒至焦黄,再入醋30g收匀成膏。用法:把药膏平摊于敷料上,厚度约3mm,贴于口角处,左歪贴右,右歪贴左,贴药时稍向患侧牵拉巩固,1日1次,2日后改为间日1次,直到病愈。[浙江中医杂志,1989,24(6):257]

3. 银屑病。凉血清肺汤:生地20g,赤芍10g,当归10g,防风8g,牛蒡子8g,荆芥8g,蝉蜕8g,牡丹皮9g,生槐米20g,生石膏16g,苦参12g,皂角子9g,皂角刺20g,黄芩9g,水煎,每日1剂。1个月为1个疗程。效果良好。[陕西中医,1984,5(12):18]

4. 胃癌。用大皂荚1条,火炮,煎水200~250ml,分1~2次服。另服红参15g,白术30g,半夏10g,煎水,兑入少量蜂蜜,分3次服,连服1周,3个月为1个疗程。效果良好。[四川中医,1988,6(2):22]

【药理研究】

1. 溶血作用。
2. 抗菌作用。
3. 祛痰作用。

【临床医案】

马某,男,60 岁,1971 年春诊。患大骨节病已 30 余年,诸骨节增粗疼痛,十指骨短变形,痛势因外感、受寒、劳累而加重,未曾间断。膝、肘弯曲不能伸直,亦不能屈尽,臂举则手指难拈其同侧之耳,下蹲则臀不能近其脚跟。指、肘、膝关节皆肿大,诸肢萎短。乃施皂荚丸(皂荚去皮弦子丝,碾细过箩,炼蜜为 3g 重丸)每服 6g,日 3 次。3 天后渐见痛减,食增,关节活动增大,服至 1 个月,痛止,指可拈及脑后,腿亦能下蹲,劳动自如。自求再皂荚丸以冀除根。连续服 3 个月余,萎短之诸肢略见伸长,20 余年来关节疼痛未发。

［中医杂志,1995（6）:362］

（六十四）楝实[1]

【原文】

味苦,寒。主温疾[2]伤寒,大热烦狂,杀三虫、疥疡,利小便水道。

【注释】

[1]楝实:楝实名金铃子。产蜀川者佳,正名川楝子。

[2]温疾:意思是温病。王充《论衡·寒温》:"人中于寒,饮药行解,所苦稍衰,转为温疾,吞发汗之丸而应愈。"

【原文串讲】

本品味苦,性寒。主治感受外邪所引起的一类外感急性热病,疗高热心烦狂躁,能驱杀三虫、治疥疮溃疡,又能利小便通水道。

【临床解读】

比较《本经》中川楝子的效用:

古今皆用的效用有味苦,寒。大热烦狂,杀三虫、疗疡。

古存今失的效用为主温疾伤寒,利小便水道。

1.《本经》川楝子功用与现代临床功用相同处:

①味苦,寒。本品苦寒降泄,能泄肝热。

②大热烦狂。本品能清肝火,用于肝失疏泄,日久化火,出现胸胁或少腹胀闷窜疼,急躁易怒,头晕胀疼,面红目赤,口苦等证。

③杀三虫。川楝子苦寒泄降,能杀虫,用治小儿虫积腹痛。

④疗疡。本品外用具有杀虫疗癣止痒之功,故可用治疥癣瘙痒。

2.《本经》川楝子特有的与现代临床功用不同处:

①主温疾伤寒。本品能治温疾伤寒。如《普济方》中的荜澄茄饮,川楝子与荜澄茄、附子、山茱萸、茴香子、青橘皮、干姜等合用,主治阴气伤寒,喘闷坚胀,四肢厥逆。《圣济总录》之沉香汤,川楝子与沉香、青皮、陈皮、胡椒等同用,主治伤寒虚痞,气逆呕吐;及脾胃气不和,虚满不能饮食。《圣济总录》之内固丸,川楝子配硫黄、乌头、青皮等,主治阴毒伤寒,四肢厥冷,面青自汗。《中华人民共和国药典》中的三子散,川楝子与诃子、栀子同用,清热凉血解毒。主治温热,血热,新久热。

②利小便水道。本品能利尿,如《证类本草》中的金楝散,川楝子与巴豆二药合用,主治小腹肿痛,不得小便。又如《嵩崖尊生全书》之二苓散,川楝子与赤苓、猪苓、车前子、滑石、瞿麦等同用,主治疝痛,小便不通。《医级宝鉴》的通心饮,川楝子与木通、栀子、黄芩、瞿麦等合用,主治诸腹内热胀痛,及小便不利而渴者。

【临床应用】

1. 痢疾。苦楝子150g,米拌炒成炭,研成细粉,过筛,日服3次,每次服1.5g,温开水送服。效果良好。[广西中医药,1980(3):6]

2. 输卵管阻塞性不孕症。处方组成:川楝子9g,枳壳、青皮、陈皮各6g,徐长卿12g。每日1剂,水煎服(经期停用),配合灌肠药忍冬藤 30g,马鞭草 15g,皂角刺 12g,甘草 9g,水煎至 100ml,用 50ml 注射器于月经净后 3 日开始灌肠,每日 1 次,每月 10 次。效果良好。[上海中医药杂志,1992(3):19]

3. 冠心病心绞痛。处方组成:川楝子、党参各 15g,桂圆肉、菖蒲、生山楂、炒麦芽、当归各 10g,龙骨、牡蛎各 20g,熟地 6g。水煎取 500ml,装瓶高压消毒,即成补心合剂。每次服 100ml,每日 3 次,30 天为 1 个疗程。效果良好。[浙江中医杂志,1987(10):444]

【药理研究】

1. 杀虫作用。
2. 促进胆汁排泄的作用。
3. 抗癌作用。
4. 抗炎作用。
5. 抑菌作用。

【临床医案】

孙某某,男,41 岁。1988 年 4 月 11 日入院。小便浑浊,如乳酪或呈淘米水样,可见大小不等如棉絮状凝块,历时 4 年有余,经当地医院多方治疗均无效。遂来本院诊治。入院时,小便浑白,似牛奶样,夹小白凝块,或夹血条,尿道涩痛不爽,有时阻塞,少腹稍有作胀,腰部酸楚隐痛,食纳不馨,舌质红、苔薄黄微腻,脉细数。尿常规:蛋白(+++),白细胞少,红细胞(++),乳糜试验阳性。诊断为乳糜尿。治以清热利湿,分清泌浊。仿程氏萆薢分清饮加减:萆薢 30g,黄柏 10g,菖蒲 10g,莲子心 6g,白术 15g,炙地龙 15g,焦山楂 30g,茯苓 20g,车前子 30g(布包),六一散 30g(布包),水煎服,日 1 剂。连服 5 天未效。原方加海金沙 20g,又服 5 剂仍未好转。继将原方加川楝子 15g,服 5 剂后,小便稍清,凝块消失,诸恙渐减。继原方又进 5 剂,而见小便清如常人。将原方加太子参 30g,山药 20g,熟地 15g,善后调理。尿常规正常,乳糜试验阴性。于同年 5

月 22 日出院,1 年后随访,未见复发。

按:乳糜尿隶属中医学的淋浊范畴。究其病因多为湿热下注蕴结而成。故在治法上均要佐入渗湿化浊之品,才能奏效。笔者临床中发现川楝子不仅有疏肝理气的作用,而且有清热利湿、分清泌浊之功效。不过本品有小毒,用量不宜过大,一般以 10~15g 为宜。

［中医杂志,1999（1）:7］

（六十五）蚯蚓[1]

【原文】

味咸,寒。主蛇瘕[2],去三虫、伏尸、鬼注、蛊毒,杀长虫。仍自化作水。

【注释】

［1］蚯蚓:中药名地龙。

［2］蛇瘕:蛇瘕,病名。瘕生腹内,摸之如蛇状者。八瘕之一。

【原文串讲】

本品味咸,性寒。主治瘕生腹内,摸之如蛇状者,能去三虫,治隐伏在五脏内,积年不除。发则心腹刺痛、胀满喘急之病,治传染病及寄生虫感染后的蛊胀病,可杀蛔虫。本品同盐仍自化作水。

【临床解读】

比较《本经》中地龙的效用:

古今皆用的效用有味咸,性寒。治伏尸、鬼注,仍自化作水。

古存今失的效用为主蛇瘕,去三虫,蛊毒,杀长虫。

1.《本经》地龙功用与现代临床功用相同处:

①味咸,寒。本品味咸走下入肾,性寒降泄。

②伏尸。地龙具有通经活络作用,常治疗心血管疾病见心腹刺痛,胀满喘急。

③鬼注。本品性寒降泄,长于清肺平喘。用治肺热哮喘,

痨咳。

④仍自化作水。地龙咸寒降泄，性走窜，既能息风止痉，又善清解高热，治疗高热狂躁或癫痫，常单用鲜品，同盐化为水，饮服。

2.《本经》地龙特有的与现代临床功用不同处：

①主治蛇瘕。地龙具有通经活络功效，《赵炳南临床经验集》中的逐血破瘀汤，地龙配水蛭、虻虫、黑丑、路路通、水红花子等，主治深部栓塞性静脉炎（血痹），腹腔瘀血（血瘕），腹腔肿物（癥瘕）。如《阎氏小儿方论》之蚯蚓散，干蚯蚓单味研为细末。用唾调涂，主治外肾肿硬成疝。《幼幼新书》中的大麝香丹，地龙与麝香、朱砂、白矾、五灵脂、肉豆蔻仁同用，主治诸疳积癖，头重颈细，腹中有积，毛焦气急。如《医方类聚》中的长生聚宝丹，地龙与虎骨（现已禁用，用代用品）、自然铜、龟甲、当归、肉苁蓉等合用，主治肢体羸瘦，行步艰辛，小腹坚硬，下部湿痒，两胁胀满。

②去三虫，蛊毒，杀长虫。本品能杀虫，《太平圣惠方》中的化疳丸，地龙与胡黄连、雷丸、鹤虱、蜣螂等同用，主治小儿脊疳，虫攻背膂，脊骨渐高，瘦弱。《幼幼新书》之石胆散，地龙与石胆、须发（烧灰）、莨菪子等，主治鼻疳病，疳虫上蚀于鼻，赤痒及连唇生疮赤烂。

【临床应用】

1. 高血压。白颈鲜地龙 15 条，剖开，洗净，加白糖 100g，待地龙液化时顿服，每天早晚各 1 次，5 天为 1 个疗程。疗效满意。［湖南中医杂志，1987（3）：54］

2. 烧烫伤。取活地龙洗净，去除腹内泥污，置容器内，加白糖适量，待液化后滤出液体涂搽患处。Ⅱ度烫伤涂搽前可剪破水疱，每天 4~6 次。一般 5~7 天可愈。［四川中医，1987（7）：46］

3. 粘连性肠梗阻。处方组成：黄芪 20g，当归尾 10g，赤芍 10g，地龙 6g，川芎 10g，桃仁 10g，红花 10g，广木香 10g，枳实 10g，大黄 10g（后下），厚朴 10g，每日 1 剂，水煎分 2 次服，15 天为 1 个疗程。服药 2 个月。效果良好。［实用中医内科杂志，2000（1）：44］

【药理研究】

1. 解热作用。

2. 镇静及抗惊厥作用。

3. 平喘作用。

4. 抗血栓、抗凝血及纤维蛋白溶解作用。

5. 抗肿瘤作用。

6. 抗溃疡作用。

7. 利尿作用。

【临床医案】

冯某,57 岁,女性,2017 年 7 月因确诊为宫颈癌Ⅳ B 期,丧失手术治疗机会,采用放疗联合化疗进行干预。系统放化疗 5 个多月后,因血小板、白细胞明显降低且治疗无明显效果情况下,6 月 24 日主因"右侧胁肋部及腰部疼痛 4 个月,加重 2 周"前来就诊。刻下:患者痛苦面容,心绪低落,面色无华,眼睑苍白,食少纳呆,睡眠欠佳,二便可,舌淡胖,苔白微腻,脉细弱。PET-CT 示:第 8 胸椎及右侧第 8 肋骨溶骨性骨质破坏,伴代谢增高,考虑转移。诊断为:癌性疼痛,气血亏虚,心神不宁,痰瘀互结证。治以益气养血,宁心安神,通络止痛。处方:自拟扶正通络汤加减。药物组成:全蝎 6g,地龙 10g,僵蚕 15g,清半夏 10g,瓜蒌 15g,酸枣仁 10g,柴胡 6g,延胡索 15g,黄芪 30g,党参 10g,当归 12g,茯苓 15g,生地 10g,陈皮 12g,白花蛇舌草 30 g,珍珠母 15g,焦三仙各 30g,生白术 15g,阿胶 6g(化),炙甘草 6g。7 剂,水煎至 400ml,早晚分服。7 月 1 日复诊,患者自诉疼痛明显减轻,食量较前增加。守方应用,上方加减续服 21 剂,昼夜持续疼痛程度显著减轻,洛芬待因缓释片减量至每 12 小时 1 次,每次 2 片。上方加减续服 14 剂,昼夜持续疼痛转为间断性疼痛,洛芬待因缓释片减量至早 2 片,晚 1 片。续服 14 剂,停用止痛药,患者自觉良好,门诊随诊治疗。

[中医肿瘤学杂志,2019(1):4]

（六十六）蜈蚣

【原文】

味辛，温。主鬼注蛊毒^[1]，啖诸蛇虫鱼毒，杀鬼物老精^[2]、温疟^[3]，去三虫。

【注释】

［1］鬼注蛊毒：指各种传染性疾病。鬼注，见（四十七）代赭，注［2］。蛊毒，见（十六）龙胆，注［2］。

［2］鬼物老精：同鬼精物，见（十八）赤箭，注［2］。

［3］温疟：见（二十四）当归，注［1］。

【原文串讲】

本品味辛，性温。主治传染病及寄生虫感染后的蛊胀病。治吃了各种毒蛇虫鱼所致的中毒，治带有精神症状的病，或幻觉中的鬼怪致病，能治温疟，驱杀三虫。

【临床解读】

比较《本经》中蜈蚣的效用：

古今皆用的效用有味辛，温。主鬼注蛊毒，啖诸蛇虫鱼毒，杀鬼物老精，去三虫。

古存今失的效用为温疟。

1.《本经》蜈蚣功用与现代临床功用相同处：

①味辛，温。本品味辛行散，性温善通痹止痛。

②主鬼注蛊毒，啖诸蛇虫鱼毒，杀鬼物老精。蜈蚣可以毒攻毒，治疗骨结核，治毒蛇咬伤，如复方蜈蚣散。可治疗各种原因引起的痉挛抽搐，如止痉散。

③去三虫。本品能治虫病，临床用蜈蚣酒精治疗虫叮咬有特效。也可治疗丝虫病。

2.《本经》蜈蚣特有的与现代临床功用不同处：

温疟。本品能截疟，《太平圣惠方》中的神效手把丸，蜈蚣配猫儿头骨、砒霜、恒山、朱砂、乳香、麝香、白芥子、阿魏等炼蜜为丸，时时就鼻嗅之,主鬼疟。疟疾发作无时节,或一日三两度寒热,或两日一度发动。又如《应验简便良方》之疟疾丸,蜈蚣配全蝎、神曲、草果、广陈皮、常山、青蒿等,主治三阴疟疾。《串雅补》之万应丹,蜈蚣配斑蝥、川乌、草乌、三棱、莪术等,主治伤寒,疟疾。

【临床应用】

1. 骨髓炎。处方组成:蜈蚣60g,淫羊藿30g,肉桂10g,研末,过100目筛备用。每天20~30g,分2~3次温开水送服。2个月为1个疗程。效果良好。[中医杂志,1983(12):35]

2. 阳痿。处方组成:用蜈蚣18g,当归60g,白芍60g,甘草60g,共研细末,每次5g,早晚各1次,空腹用白酒送服,15天为1个疗程。效果良好。[中医杂志,1981(4):36]

3. 乳腺炎。处方组成:大蜈蚣20条,血余炭4g,核桃仁40枚,共研细末和匀,均分20包,每次1包,每天2次,黄酒或温开水送服。效果良好。[安徽中医学院学报,1984(2):4]

4. 跌打损伤。处方组成:蜈蚣3条,龙胆草10g,冰片0.5g,研细,酒醋各半调成糊状外敷患处,药干取下再敷,3天为1个疗程。效果良好。[陕西中医,1983(4):37]

5. 百日咳。以蜈蚣末冲服,每次2g,配合僵蚕、地龙、鹅不食草等煎服,治疗百日咳收效甚佳。[浙江中医杂志,1985(1):8]

【药理研究】

1. 抗肿瘤作用。

2. 止痉作用。

3. 抗真菌作用。

4. 镇痛作用。

(六十七)水蛭

【原文】

味咸,平。主逐恶血、瘀血、月闭,破血瘕[1]积聚,无子[2],利水道。

【注释】

[1]血瘕:见(四十八)附子,注[1]。

[2]无子:指经闭无子,相当于不育不孕。

【原文串讲】

本品味咸,性平。主逐恶血瘀血、治月闭,破瘀血聚积所生的有形肿块,治不育不孕,能通利水道。

【临床解读】

比较《本经》中水蛭的效用:

古今皆用的效用有味咸,平,主逐恶血瘀血、月闭,破血瘕积聚。

古存今失的效用为主无子,利水道。

1.《本经》水蛭功用与现代临床功用相同处:

①味咸,平。水蛭味咸软坚,性平寒凉、热性病证的人都可选用。

②主逐恶血瘀血、月闭。水蛭逐瘀通经,用于月经不利,或断或来、闭经,产后腹痛、恶露不净。

③破血瘕积聚。水蛭能消癥散结,凡癥瘕积聚久治不效,水蛭有奇效。常与三棱、莪术、桃仁配伍,如理冲丸(《医学衷中参西录》)。

2.《本经》水蛭特有的与现代临床功用不同处:

①无子。水蛭活血通经,主治经闭无子,如《千金翼方》中的荡胞汤,水蛭配朴消、桃仁、茯苓、牡丹皮、大黄、人参等,主治妇人断续二三十年及生来无子并数数失子。《太平圣惠方》之桃花丸,水蛭与桃花、苏合香、安息香、鳖甲、当归、紫石英等合用,主治由子宫风冷,积血滞于膀胱,妇人月水不通,无子。《太平圣惠方》中的干漆丸,水蛭与干漆、牡丹、射干、吴茱萸、桃仁等同用,主治妇人脏腑宿冷,恶血凝结,月水不通,致令无子。

②利水道。本品可利水,《本草经疏》记载水蛭曰:"血蓄膀胱,则水道不通,血散而膀胱得气化之职,水道不求其利而自利矣。"《备急千金要方》中的抵当汤,水蛭配虎掌、大黄、桃仁,四味药,主治月经不利,腹中满,时自减;并男子膀胱满急。《备急千金要方》之干姜丸,水蛭与干姜、川芎、茯苓、消石、杏仁等合用,主治妇人月经不通,大小便苦难,食不生肌。现代临床上常用水蛭粉为主,随机治疗慢性肾小球肾炎,效果良好。

【临床应用】

1. 慢性前列腺炎。以水蛭、虻虫、大黄、桃仁为主,随证加入利湿、补肾之品,效果良好。[浙江中医杂志,1987,17(1):319]

2. 支气管哮喘。以炙水蛭 1.5g,炙皂荚 3g,研粉装胶囊,组成水蛭皂荚散,分次吞服,结合辨证施治服用汤剂,效果颇著。[江苏中医杂志,1986,7(11):9]

3. 脑血管病所致的偏瘫。处方组成:水蛭 9g,全蝎 6g,鸡血藤 25g,乌梢蛇 9g,地龙 12g,丹参 20g。水煎服,1 天 1 剂,连服 1~2 个月,效果良好。[山西中医,1988,4(6):26]

【药理研究】

1. 抗肿瘤作用。

2. 降血脂作用。

3. 抗血小板聚集作用。

4. 改善微循环作用。

5. 抗凝血作用。

【临床医案】

夏某某,男,39 岁,2009 年 9 月 3 日初诊。患者患肾病综合征 1 年余,曾服用泼尼松(强的松)55mg,减量过程中复发 1 次。就诊 3 周前,患者因劳累过度再次出现水肿、蛋白尿,尿蛋白定量 2.23g/d,患者就诊时脚踝处轻度水肿,颜面部及颈部可见深红色痤疮,尿常规示尿蛋白(+++)。患者素常手心发热,口燥咽干,口渴欲漱,急躁易怒,偶有头晕、耳鸣,舌红、瘀斑、苔薄白,脉细涩。证属肝肾阴虚,瘀血内停。治当滋补肝肾,活血祛瘀。药用生地、山茱萸、菟丝子、金樱子、芡实、地骨皮、北沙参、当归、枸杞、麦冬、川楝子、僵蚕、蜈蚣、水蛭。每日 1 剂,水煎服。患者服用 7 剂后,症状明显改善。沿用前方,随证加减,继用 50 剂,复查尿常规示蛋白持续阴性。

［山西中医,2010,26(6):37］

(六十八) 杏核仁[1]

【原文】

味甘,温。主咳逆上气雷鸣[2],喉痹下气,产乳,金创、寒心贲豚[3]。

【注释】

[1] 杏核仁:杏核仁即杏仁。

[2] 雷鸣:指腹中雷鸣。《世医得效方》记载:"凡上气冷发、腹中雷鸣转叫、呕逆不食,灸太冲。"

[3] 寒心贲豚:贲豚,参见(十三)独活,注[1]。奔豚一由于肾脏寒气上冲,一由于肝脏气火上逆,寒心就是揪心,心痛,此处指肾脏寒气上冲凌心。

【原文串讲】

本品味甘,性温。主治咳逆上气,雷鸣,喉痹下气,可治产乳,金创、寒心贲豚。

【临床解读】

比较《本经》中杏仁的效用:

古今皆用的效用有味甘,温。主咳逆上气雷鸣,喉痹下气。

古存今失的效用为产乳,金创、寒心贲豚。

1.《本经》杏仁功用与现代临床功用相同处:

①味甘,温。本品有甜杏仁、苦杏仁二种,二者功效类似,甜杏

仁药力较缓。临床上多用苦杏仁。味甘润肺,温则宣滞行痰。

②主咳逆上气。本品为治咳喘之要药,随证配伍可治多种咳喘病证。

③雷鸣。本品能润大肠,故大肠气秘雷鸣者常用之。

④喉痹下气。杏仁能开泄肺气,常治喉痹及喉中热结。

2.《本经》杏仁特有的与现代临床功用不同处:

①产乳。本品具有治女子产乳余疾之功效。《本草崇原》记载:"产乳者,产妇之乳汁也。生产无乳,杏仁能通之。"如《圣济总录》中的玄参汤,杏仁与玄参、芍药、连翘、防己、射干、升麻等合用,主治产后妒乳,乳汁不泄,结成痈肿。《深师方》之消石丸,杏仁与消石、干姜、前胡、大黄同用,主治上气咳逆,下利呕逆,妇人乳饮滞下。《外台秘要》引《集验方》中的连翘汤,杏仁与连翘、升麻、射干、防己、大黄等合用,主治妒乳乳痈。

②金创。杏仁还可治金疮肿痛。《刘涓子鬼遗方》中的乌鸡汤,杏仁与乌雌鸡、大黄、细辛、人参、甘草等合用,主治金疮,腹内有瘀血。又如《圣济总录》的石杏膏,杏仁配石灰末、猪膏。主治金疮血不止,疼痛。《医学正传》之万病解毒丸,杏仁配射干、文蛤、石膏、续随子、蚤休等,主治痈疽发背,疔肿疮疡。

③寒心贲豚。本品能温阳行水,理气降逆。《本草经解》曰:"心阳虚,则寒水之邪自下,如豚上奔冲犯心君矣,故为寒水奔豚。其主之者,杏仁禀火土之气味,能益心阳而伐水邪也。"如《备急千金要方》中的杏仁膏,杏仁一味煎如脂膏饮服,主治上气头面风,头痛,胸中气满,奔豚气上下往来,心下烦热。又如《备急千金要方》之下气海藻橘皮丸,杏仁与海藻、橘皮、茯苓、人参、吴茱萸等合用,主治风虚支满,膀胱虚冷,气上冲肺,息奔,令咽喉气闷往来。《医心方》中的茯苓汤,杏仁与茯苓、当归、甘草、黄芩、术等同用,主治猝心腹拘急痛,胀满,气从小腹起上冲,心烦起欲死。

【临床应用】

1. 预防乳癌。取甜杏仁 6g，用冷开水快速洗净，打碎备用。将茶叶 1g 预先放入杯中。然后将杏仁泥倒入小钢精锅内，加冷水半茶杯，中火烧沸后，立即将杏仁水冲泡茶叶，加盖。5 分钟后可用。头汁饮之快尽，再泡半杯，直至冲淡时为止。效果良好。[医学文选,1990(1):89]

2. 外阴瘙痒。取杏仁 90g，炒枯研成细粉，加麻油 45g 调成糊状。用时先取桑叶煎水冲洗外阴、阴道，然后用杏仁油糊涂搽，每日 1 次，或用带线棉球蘸杏仁油糊塞入阴道 24 小时取出。7 天为1 个疗程。效果良好。[中西医结合资料选编,湖北省革委会民政卫生局,1970:152]

3. 脓疱病。取苦杏仁，用火炙成炭存性，研成细末，用香油或豆油熬开调成稀糊状备用，先用淡盐水洗疮痂，然后涂药膏一层，覆盖干净纱布，防止药液脱落，一般每日或隔日 1 次。1~2 次脱痂，3~4 次痊愈。[山东中医学院学报,1980,（3):66]

【药理研究】

1. 镇咳平喘作用。
2. 止痒作用。
3. 抗癌作用。
4. 驱虫作用。
5. 杀菌作用。

【临床医案】

袁某，女，42 岁，农民，1979 年 12 月 3 日就诊。患者于昨天感受寒邪后，出现恶寒发热，头痛项强，全身酸痛，咳嗽、恶心，纳差，右乳疼痛发胀，脉浮紧有力。舌质淡苔薄白。检查:体温 39℃（口），右乳房肿胀，皮肤不甚红，有硬块，压痛明显。化验:白细胞 $11 \times 10^9/L$（11000/mm^3），中性粒细胞百分比 76%。证属风寒袭表，卫阳遏郁，脉络阻滞。法以解表散寒，宣肺通络。宜麻黄汤方:麻黄 9g、桂枝 9g、杏仁 10g、甘草 3g,服药 2 剂,诸证消失。

　　按:《伤寒论》中的麻黄汤,为治疗太阳病表实证而设。借用本方治急性乳腺炎,并未用清热解毒药及西药而收效。乃因病邪在表,寒性阴凝,郁滞脉络,太阳经气流行不畅,未能入里化热,蕴酿成脓,故服麻黄汤 2 剂,竟获痊愈。

　　[江西中医药,1980(4):30]

附《神农本草经》中药物古今效用对照

	药名	古今皆用的效用	古存今失的效用
1	矾石（白矾）	味酸,寒。主寒热泄利,白沃阴蚀,恶创	目痛,坚筋骨齿。炼饵服之,轻身不老增年
2	滑石	味甘,寒。主身热,泄澼,癃闭。利小便	女子乳难,荡胃中积聚寒热。益精气,久服轻身耐饥、长年
3	菖蒲（石菖蒲）	味辛,性温。主咳逆上气,开心孔,通九窍,明耳目,久服,不忘、不迷惑	风寒湿痹,补五脏,出声音,轻身,延年
4	鞠华（菊花）	味苦,平。主风,头眩肿痛,目欲脱,泪出,皮肤死肌	恶风湿痹,久服,利血气,轻身、耐老、延年
5	人参	味甘。主补五脏,安精神,定魂魄,止惊悸,除邪气,开心益智	性微寒,明目,久服,轻身延年
6	天门冬	味苦,平。强骨髓,久服轻身,益气延年	主诸暴风湿偏痹,杀三虫,去伏尸
7	甘草	味甘,平。主五脏六腑寒热邪气,金创肿,解毒	坚筋骨,长肌肉,倍力,久服,轻身、延年等
8	干地黄	味甘,寒。伤中,填骨髓,长肌肉,除寒热	为主折跌绝筋,逐血痹,积聚,除痹,久服,轻身不老
9	菟丝子	味辛,平。补不足,汁,去面䵟,久服,明目、轻身、延年	主续绝伤,益气力肥健
10	充蔚子（茺蔚子）	味辛。主明目益精,茎,主瘾疹痒,可作浴汤	性微温。除水气,久服轻身

	药名	古今皆用的效用	古存今失的效用
11	女萎 （玉竹）	味甘,平。主中风暴热,诸不足。久服,轻身	不能动摇,跌筋结肉,去面黑皯,好颜色、润泽,不老
12	茈胡 （柴胡）	味苦平,主心腹,寒热邪气,推陈致新	去肠胃中结气,饮食积聚。久服轻身,明目,益精
13	独活	味苦平。主风寒所击,止痛	金疮,贲豚,痫痓,女子疝瘕,久服轻身耐老
14	木香	味辛。主邪气	辟毒疫温鬼,强志。主淋露。久服,不梦寤魇寐
15	泽泻	味甘,性寒。消水,轻身,能行水上	主风寒湿痹,乳难,养五脏,益气力,肥健。久服,耳目聪明,不饥、延年,面生光
16	龙胆	味苦涩。主骨间寒热,惊痫邪气	续绝伤,定五脏,杀蛊毒。久服,益智、不忘,轻身耐老
17	细辛	味辛温。主咳逆,头痛脑动,百节拘挛,风湿痹痛,利九窍	死肌。久服明目,轻身长年
18	赤箭 （天麻）	主杀鬼精物、蛊毒恶气	味辛,温。久服,益气力,长阴肥健,轻身、增年
19	丹参	味苦。微寒。主心腹邪气,寒热积聚,破癥除瘕,止烦满	肠鸣幽幽如走水,益气
20	酸枣 （酸枣仁）	味酸,平。久服安五脏	主心腹寒热,邪结气聚,四肢酸疼,湿痹,轻身延年
21	石膏	有味辛,微寒。主中风寒热,心下逆气惊喘,口干苦焦,不能息,除邪鬼,金创	腹中坚痛,产乳
22	磁石	性寒。烦满及耳聋	味辛,主周痹风湿,肢节中痛,不可持物,洗洗酸消,除大热

	药名	古今皆用的效用	古存今失的效用
23	苦参	味苦,寒。黄疸,溺有余沥,逐水,除痈肿	主心腹结气,癥瘕积聚;补中,明目止泪
24	当归	味甘温。妇人漏下绝子,诸恶创疡金创。煮饮之	主咳逆上气,温疟寒热,洗洗在皮肤中
25	通草(木通)	味辛,平。除脾胃寒热,通利九窍、关节	通利血脉,令人不忘
26	芍药	味苦,平。主邪气腹痛,寒热、疝瘕,止痛,利小便	除血痹,破坚积、益气
27	瞿麦	味苦,寒。主关格,诸癃结,小便不通,破胎堕子,下闭血	出刺,决痈肿,明目去翳
28	元参(玄参)	味苦,性微寒。主腹中寒热积聚	女子产乳余疾,补肾气,令人目明
29	百合	味甘,平。主邪气腹胀,心痛	补中益气,利大小便
30	知母	味苦,寒。主消渴热中,除邪气	肢体浮肿,下水,补不足,益气
31	黄芩	味苦,主诸热黄疸,肠澼泄利。恶创,疽蚀	性平。逐水,下血闭,火疡
32	茅根(白茅根)	味甘,寒。寒热,利小便。其苗,主下水	主劳伤虚羸,补中益气,除瘀血、血闭
33	紫菀	味苦,温。主治咳逆上气	胸中寒热结气,去蛊毒,痿蹙,安五脏
34	紫草	主治心腹邪气	味苦,寒。五疸,补中益气,利九窍,通水道
35	白藓(白鲜皮)	味苦,寒,黄疸,淋沥,女子阴中肿痛,湿痹死肌,不可屈伸起止行步	主头风,咳逆
36	藁本	味辛,温。除风头痛	主妇人疝瘕,阴中寒、肿痛,腹中急。长肌肤,悦颜色

	药名	古今皆用的效用	古存今失的效用
37	萆薢	味苦,平。主腰背痛,强骨节,风寒湿、周痹,热气	恶创不瘳
38	白薇	味苦,平。身热肢满,忽忽不知人	主暴中风,狂惑,邪气寒热酸痛,温疟洗洗,发作有时
39	地榆	味苦,微寒。除恶肉,疗金创	主妇人乳痓痛,七伤,带下病,止痛,止汗
40	桑根白皮(桑白皮)	味甘,寒	主伤中、五劳六极、羸瘦,崩中脉绝,补虚益气
41	厚朴	味苦,温	主中风、伤寒、头痛、寒热,惊悸,气血痹死肌,去三虫
42	秦皮	味苦,微寒。除热,目中青翳,白膜	主风寒湿痹,洗洗寒气,久服头不白,轻身
43	猪苓	味甘,平。利水道	主痎疟,解毒,蛊注不祥,久服,轻身耐老
44	山茱萸	味酸,平。久服能轻身	主心下邪气,寒热,温中,逐寒湿痹,去三虫
45	梅实(乌梅)	味酸,平。主下气,死肌,去青黑志,恶疾	除热烦满,安心,肢体痛偏枯不仁
46	铅丹	味辛,微寒,惊痫癫疾,除热下气。炼化还成九光	主吐逆胃反,久服通神明
47	代赭(赭石)	味苦,寒,腹中毒邪气,女子赤沃漏下,杀精物恶鬼	主鬼注、贼风、蛊毒
48	附子	味辛,温。主风寒咳逆邪气,温中,寒湿痿躄,拘挛,脚痛不能行步	金创,破癥坚积聚,血瘕
49	乌头	味辛,温。除寒湿痹,破积聚寒热	主中风恶风,洗洗出汗,咳逆上气
50	半夏	味辛,心下坚,下气,喉咽肿痛,头眩胸胀,咳逆	性平,主伤寒寒热,止汗,肠鸣

	药名	古今皆用的效用	古存今失的效用
51	虎掌 (天南星)	味苦,温。寒热结气,积聚伏梁,伤筋	主心痛,痿、拘缓,利水道
52	大黄	味苦,寒。主下瘀血、血闭,破癥瘕积聚,留饮宿食,荡涤肠胃,通利水谷道	寒热,推陈致新,调中化食,安和五脏
53	亭历 (葶苈子)	味辛,寒,结气	主癥瘕积聚,饮食寒热,破坚
54	桔梗	味辛,微温	主胸胁痛如刀刺,腹满,肠鸣幽幽,惊恐悸气
55	草蒿 (青蒿)	味苦,寒。留热在骨节间	主疥瘙、痂痒、恶创,杀虫,明目
56	旋覆花	味咸,性温。主结气、胁下满、下气,除水	惊悸,去五脏间寒热,补中
57	藜芦	味辛寒。主蛊毒,头疡,疥瘙,恶疮,杀诸虫毒,去死肌	咳逆,泄痢,肠澼
58	射干	味苦,平。主治咳逆上气,喉痹咽痛,不得消息,散结气	腹中邪逆,食饮大热
59	白蔹	味苦,平。主痈肿疽创,散结气,除热	目中赤,小儿惊痫,温疟,止痛,女子阴中肿痛
60	白头翁	味苦,瘿气,止痛,疗金疮	主温疟,狂易,寒热、癥瘕积聚
61	夏枯草	味苦,辛,主寒热、瘰疬、鼠瘘头疮,破癥,散瘿结气,轻身	主脚肿,湿痹
62	蜀椒 (花椒)	味辛,温。主邪气,温中,皮肤死肌,下气。久服之轻身增年	咳逆,逐骨节,寒湿痹痛,头不白
63	皂荚	味辛、咸,温。邪气,利九窍,杀精物	主风痹死肌,风头泪出

	药名	古今皆用的效用	古存今失的效用
64	楝实 （川楝子）	味苦,寒。大热烦狂,杀三虫、疥疡	主温疾伤寒,利小便水道
65	蚯蚓 （地龙）	味咸,性寒。治伏尸、鬼注,仍自化作水	蛇瘕,去三虫,蛊毒,杀长虫
66	蜈蚣	味辛,温。主鬼注蛊毒,啖诸蛇虫鱼毒,杀鬼物老精,去三虫	温疟
67	水蛭	味咸,平。主逐恶血瘀血、月闭,破血瘕积聚	无子,利水道
68	杏核仁 （杏仁）	味甘,温。主咳逆上气雷鸣,喉痹下气	产乳,金创、寒心贲豚

中药索引

B

白矾　10
白蔹　191
白茅根　111
白头翁　194
白薇　129
白鲜皮　120
白藓　120
百合　103
半夏　163
萆薢　126

C

草蒿　180
柴胡　47
菖蒲　16
赤箭　66
充蔚子　40
茺蔚子　40
川楝子　204
茈胡　46
磁石　80

D

大黄　170
代赭　156
丹参　70
当归　87
地龙　207
地榆　132

独活　50

F

矾石　10
附子　158

G

干地黄　33
甘草　28
藁本　122

H

厚朴　137
虎掌　167
花椒　199
滑石　13
黄芩　108

J

桔梗　177
鞠华　19
菊花　19

K

苦参　84

L

藜芦　186
楝实　204
龙胆　60

M

茅根　111
梅实　149
木通　91
木香　54

N

女萎　43

Q

铅丹　153
秦皮　140
青蒿　180
蚯蚓　207
瞿麦　97

R

人参　22

S

桑白皮　135
桑根白皮　135
山茱萸　146
芍药　94
射干　189
石菖蒲　16
石膏　77
蜀椒　199
水蛭　211
酸枣　73
酸枣仁　73

T

天麻　66

天门冬　25
天南星　167
葶历　174
葶苈子　174
通草　91
菟丝子　37

W

乌梅　149
乌头　161
蜈蚣　210

X

细辛　63
夏枯草　196
杏核仁　214
杏仁　214
玄参　101
旋覆花　183

Y

玉竹　43
元参　101

Z

皂荚　202
泽泻　56
赭石　156
知母　105
猪苓　143
紫草　117
紫菀　114

中药索引